僕が「PCR」原理主義に反対する理由

幻想と欲望のコロナ禍

岩田健太郎
Iwata Kentaro

インターナショナル新書 061

目次

まえがき

そりゃあ自信を持ってるでしょう。徳永家の勝手口から出てきたのがたとえ「突撃！　隣の晩ごはん」のヨネスケであったとしても安藤《あんどう》貴和《きわ》に見えたに違いない。みんながそれを望んでいるから。人は見たいように見、聞きたいように聞き、信じたいように信じるんです。

——ドラマ「リーガル・ハイ」より

本書のサブタイトルは「幻想と欲望のコロナウイルス」となっています。世界中のほとんどすべての人たちがこのウイルスによって人生を変えられ、生き方を変えられ、考え方にまで大いなる変更を強いられています。よって、このウイルスと無縁な人はほとんど存在しないと言ってもよいくらいです。

だから、人は語りたがる。コロナウイルスについて蘊蓄《うんちく》を傾け、自説を披露し、他人を論破、場合によっては罵倒しないではいられない。ソーシャルメディアという便利な道具もあるわけで、この趨勢《すうせい》にはブレーキがかからない。市井《しせい》の人々も、社会学者も、経済学者も、物理学者も、アメリカ合衆国の大統領だって、コロナについて主張しないではいられない。

もちろん、このウイルスに関係している人々が（すなわち世界中の人々が）、このウイルスについて意見を述べる権利はあるわけです。だから、意見を述べることそのものは問題ではありません。異論反論が山のように出現するのも、学問的にも感染対策の進化進歩という観点からも悪いことではありません。テーゼとアンチテーゼがもたらすアウフヘーベン、という東京都知事でも言わなそうな古くさい方法は、実は学問的前進においては実に有効な方法なのです。二十一世紀の令和な現在においてだって。

しかし――。

アウフヘーベンが有効なのは、自分が持っていなかったような見解（ジンテーゼ）を受け入れてもいいぜ、という覚悟があって初めて成立するものです。それは、自分が変わる覚悟、覚悟の中でも最も難しい類の覚悟です。このような覚悟を持つことを、イワタは「勇気」だと換言します。変わる覚悟を持つことこそが、勇気なのです。

非常に残念なことに、世界中のコロナ論者たちの多くはそのような覚悟なしに議論のファイトクラブに参戦します。そこにあるのは議論ではありません。「何があっても自分は変わらない」が背景にある演説の連打にほかなりません。まあ、学術界でも、その外でも、たいていの「議論」は実は演説アンソロジーに過ぎないのですが。

そこにあるのは、真実のコロナウイルスではありません。俺が、私が欲望し、創作した幻想たるコロナウイルスです。もちろん、真実のコロナウイルスなどそうそう感得できるものではないのですが、病原体のもたらす現象（疾患）など、そうそう感得できるものではない、という自覚すら演説アンソロジーの中にはないのです。

コロナウイルスが起こす現象の多くは人間サイドのもたらした現象です。人間がこのウイルス感染症を徹底的になくそうと思えば、それはなくなります。本稿執筆時点での中国や台湾やニュージーランドがそうしているように。このウイルスと「なあなあ」の関係になって、ちょっと自粛、ちょっと緩和を繰り返し、「ウィズコロナ」なんて耳に心地よいキャッチフレーズを作ってしまえば、ウイルスはそのように振る舞います。今の日本のように。そして、「コロナなんて風邪みたいなものだ。人間様、なめんな」とうそぶいてふんぞり返ってしまえば、コロナはブラジルとかアメリカ合衆国（すくなくとも大統領選挙以前の）みたいなことをやらかすのです。

我々は見たいものしか見ないし、聞きたいことしか聞きません。恣意的に読者の欲望に寄り添うアルゴリズムをもった現代のインターネット社会においては、この性向はますます拍車がかかります。でも、そうやって「俺様だけの宮殿」の王様になりたいのか、私の見たくない不都合な真実の住まう外世界も直視したいのか。まさに、コロナウイルスは人間を試しているようにも思えるのです（こういうアイデアも幻想ですけど）。

岩田健太郎

二〇二〇年十一月

第一章　僕の「医者修行」時代

せっかく一〇〇点をとったのに

本書はタイトルのとおり、世に溢《あふ》れている「ＰＣＲ原理主義」、すなわち検査を増やせばそれだけコロナウイルスの蔓延《まんえん》も防げると主張する科学者や識者、メディアに対して反論をするために企画されました。タイトルに偽りはありません。

が、その話をする前に、なぜ、どのような経路をたどって僕が感染症の専門医になったのかというお話をしたいと思います。

これは少々、寄り道に見えるかもしれません。結論だけを知りたい人は第三章から読んでいただいてもけっこうです。しかし、なぜ僕がこのような反「原理主義」を唱えるようになったかをより深く知っていただくためには、僕の医師としての「成り立ち」から知っていただいたほうが、いいと判断したためです。余談に感じられるかもしれませんが、お付き合いいただければ幸いです。

アメリカやヨーロッパから見て、日本は「極東」の国です。僕が生まれた島根県は、その本州の西の果てにある山陰地方にあります。

「山の陰」というのは、ずいぶんネガティブな地方名だと思います。本州の日本海側はかつて「裏日本」とも呼ばれました。

こんなことはあまり言いたくないのですが、島根県の位置を正確に指し示せる人は、日本にどれだけいるでしょうか。だいたいの場所は分かるけれども、どっちが島根でどっちが鳥取か、微妙だな——という人もたくさんいるだろうと思います。

たとえば東京で生まれて東京で育った人なら、島根県と聞いたときに「具体的な何か」をイメージできないのではないかとも思います。そんなわけで、多くの島根県人には「自分たちは日陰者だ」という意識があります。少なくとも「自分たちは日本の中心にいる」などとは絶対に思いません。

一九七一年、僕は島根県宍道町《しんじ》に生まれました。宍道町はその後、松江市に編入されましたが、当時の人口は一万人ほどです。そんな小さな町で育った僕は、自分が小さな存在であることを、幼い頃から分かっていたような気がします。それは島根県という地理的環境の他に、両親からの教えがあったからです。

実は僕は、小学生の頃は勉強がよくできる生徒でした。新学期になって新しい教科書が配られると、それをざっと読みます。読むと、だいたいのことは分かりました。（あるいは分かったような気持ちになりました）。だから授業は本当に退屈でした。教科書を読めば終わる話を、延々と聞かされるわけですから。

あるときから、授業中に本を読むようになりました。たとえば一時間目が国語の授業なら、国語の教科書を読んでいるフリをしながら、図書室で借りた本を読むわけです。面白い本にあたると夢中になってしまって、二時間目が算数で、三時間目が理科、四時間目が社会だったとしても、ずっと国語の教科書で隠して本を読んでいました。「はっ」と気がついたときにはお昼になっている。テストではだいたい一〇〇点でした。

ところが、両親はそれをまったく褒めてくれませんでした。正確な言葉は覚えていませんが、「たかだか宍道町の小学校で点がよかったとしても、それは全然たいしたことではない」とか「世界は広い。一〇〇点をとったくらいでいい気分になっていれば井の中の蛙《かわず》になる」といったことを言われた気がします。

せっかく一〇〇点をとったのに。

弟の死

同級生の中には、テストでいい成績をとって親にご褒美をもらっている子が何人かいました。たとえば「この前のテストで八〇点をとったから、マジンガーZの超合金を買ってもらった」といった話がときどき耳に入ってくるわけです。わが家ではそういうことはいっさいありませんでした。成績が良くても褒められないし、ましてご褒美をもらったことは一度もなかった。

理由は分かりません。でも想像するに――これは僕の主観です。今、改めて両親に聞いてみれば「違う」と言われるかもしれませんが――あの頃は父も母も、僕の成績なんてどうでもよかった。

僕には二歳下の弟がいました。彼は二歳のとき、交通事故で亡くなりました。ですから、僕が物心ついたとき、わが家はとても暗かった。若き父、若き母の笑顔の記憶が、僕にはありません。二歳の息子が亡くなったのですから、父と母が心から笑えない日々を過ごしたのは当たり前です。

今になって思い返してみると、僕は両親に大事に育てられた幸せな子どもでしたが、遠い記憶にある父と母はすごくダウンしていて、暗い顔をしていました。弟の死から四年後、小学二年のときに僕はサッカー部に入りました。一生懸命に打ち込みましたが、まるでパッとしない選手でした。その頃はいじめに遭っていたし、いい思い出は一つもありません。

本をたくさん読んだのは、一つには授業が退屈だったからですが、現実逃避でもありました。本の中の世界では、空を飛べます。名探偵のコナン君のように、子どもが大人をやっつけることもできます。現実世界ではありえないことが、本の中にはたくさんある。僕はいわば、マッチ売りの少女がマッチに火を付けて、夢の世界を想像したように図書室の本を読み漁《あさ》り、つらい現実世界から逃れようとしていたわけです。

それは中学校に上がってからも同じでした。当時の小中学校では（今でもそうかもしれませんが）、勉強ができる生徒はあまり好かれない。むしろそれは、いじめの原因になりました。ですから、みんな「勉強をしていないフリ」や「勉強ができないフリ」をしたものです。中学校に上がった僕は一生懸命にサッカーの練習に明け暮れながら、それでもやはりパッとしない選手のままで、勉強はできたけれども試験前は「いっさい勉強しませんでした」というフリをするのが常でした。

小中学校時代、自己肯定感を持つことはいっさいなかった気がします。あったのはネガティブな感情、ネガティブな観念ばかりでした。実は今でも、自己肯定感はありません。

二つの違和感

僕が生まれた一九七一年は第二次ベビーブームの真っただ中で、この年の新生児数は二〇〇万人を超えています。二〇二〇年の新生児数は推定で約八五万五〇〇〇人ですから、当時は今の倍以上の子どもがいたのです。

一方で、僕が大学受験をした一九九〇年には、大学の数は今の約半分しかありませんでした。当然のことながら大学に入るための競争は熾烈《しれつ》で、「受験戦争」という言葉が当時はありました。

その頃、宍道町にも松江市にも予備校は一つもありませんでした。塾もなかった。受験指導を担っていたのは学校で、学校の教師たちは追加授業やら何やらで、事あるごとに生徒たちを叱咤《しった》激励しました。

その頃よく言われたのは「あそこの高校に負けるな」ということです。僕は松江南高校という高校の生徒だったのですが、模試の平均点が出ると、「今回は松江北高校に負けたが、松江東高校には勝った」とか「次回こそ絶対に松江北高校に勝ちましょう」とか、そういうことを、うんざりするほど言われ続けました。

言うまでもなく滑稽な話です。そして僕はそのことに大きな違和感を抱いていました。世界の極東にある日本の、日本の「裏」、「山の陰」にある小さな松江市で、「勝った」「負けた」とか「今回の模試はA判定だった」「B判定だった」とか一喜一憂している。そんな人たちに対して、「馬鹿じゃねえか」と思っていました。受験のための勉強にはどうしても打ち込めませんでした。

理系と文系という分け方にも違和感がありました。学問をやるのなら真実が大事であるはずで、文系と理系という二元論はおかしいと、そう思っていたのです。

たとえば僕が本で出会った古代ギリシャの哲学者――ソクラテスやアリストテレス、プラトンやピタゴラスといった人たち――は、自分を理系だとも文系だとも思っていなかったはずです。彼らはただ物事の真実を突き止めようとして、あるときは自然科学を探求し、あるときは数学を探求し、またあるときは神について考えたわけです。古代のギリシャにおいては、「私は文系だから数字は関係ない」とか「私は理系だから文章は気にしない」ということはなかったはずです。

二十世紀の哲学者ハイデガーは『存在と時間』という著書の中で、時間という概念について論じています。一方で、物理学者のアインシュタインは一般相対性理論において時間の進み方が一つではないことを示しました。

哲学は「文系」で、物理は「理系」ですが、時間という概念を扱う上では、文系や理系といった区分けはナンセンスでしょう。ユニバーサルに同じものは多数あって、フッサールはそれを「本質」と呼び、カントはそれを「物自体」と仮定しました。それをどう呼ぶかということは難しいけれども、とにかく立場によってモノの見方が変わるのはおかしい。

ちなみに、僕が哲学の本を真面目に読むようになったのは、医者になってからです。言葉や論理について勉強しようと思い立って、いきなりヴィトゲンシュタインの全集を買ったのが、たしか二〇〇四年でした。

でもダメでした。難しくてさっぱり理解できない。何が理解できてないのか、それさえ理解できませんでした。ですから、僕の哲学の知識などはたかが知れています。特に中学・高校当時はただ直感的に「理系と文系に分けるのはおかしい」と、自分一人でウジャウジャと考えていただけです。

医学部に進んだ理由

高校時代はサッカーにも打ち込んでいました。松江南高校のサッカー部はインターハイにも出場した強豪で、二年先輩には元日本代表の小村徳男《おむらのりお》さんがいました。とはいえ、僕は相変わらずパッとしない選手のままでした。運動能力は低いし、技術的にも下手で、試合にはまったく出られませんでした。

ようするに僕はスポーツでも勉強でもパッとしない生徒だったわけです。宿題は真面目にやらず、ときどき授業をサボッて図書室に逃げ込み、若気《わかげ》の至りで何事も斜めから見ているだけでした。

ただし、その頃から「ちゃんとした勉強をしたい」とは思っていました。受験のための下らない勉強は嫌だったし、「勝った」「負けた」という世界から早くドロップアウトしたかったけれども、「大学に入ったらちゃんと勉強したい」とは思っていたのです。

では、ちゃんとした勉強とは何なのか。よく分かりませんでしたが、例によってウジャウジャ考えていくうちに、理系と文系が融合した勉強、自然科学と社会科学が融合した勉強がおそらく本当の勉強ではないかと思うようになりました。

だったら、自然科学と社会科学が融合した勉強ができるのは、大学のどの学部なのか。そのときに思ったのは、「たぶん医学部だろう」ということでした。人間の肉体や精神を学ぶ――医学は理系ですが、やっていることは文系にもつながると思ったのです。そして島根医科大学（現・島根大学医学部）に進みました。

結論から言えば、これは間違いでした。当時の大学医学部は自然科学にどっぷりつかっていて、社会科学の講義はついでにやっているだけだったのです（ただし、カリキュラムはそうでしたが、島根医科大学の「文系」の教官はとてもすばらしい方もいました。ドイツ語の黒川正巳《まさみ》先生、英語の三吉敏博《みよしとしひろ》先生などからは語学のみならず、ゲーテやマックス・ウェーバー、オルダス・ハクスリーなど、さまざまな文化・哲学を学びました)。

話は前後しますが、島根医大には推薦で入学しました。理由は二つあって、一つは受験勉強をしたくなかったから。もう一つの理由は、イギリスに留学したかったからです。

僕が高校三年生だった頃、Eメールもインターネットもありませんでした。正確に言えば、Eメールやインターネットは存在していたけれども、それは現在のそれとは比べ物にならないくらい実用性の乏しいものでしたし、僕は当時、その存在すらまったく知らなかった。当然のことながら、島根で暮らしていた僕には、海外で起きていることはさっぱり分かりません。東京で何が起きているのかさえ、よく分からなかった。

そして、だからこそ僕は情報に飢えました。外国に憧れました。井の中の蛙にならないためにも、海外に出ていきたかった。井の中の蛙だったからこそ、そしてそのことを強烈に自覚できていたからこそ(島根にいたので)、海外に憧れたのです。ま、よくある話です。

当時興味を持っていた外国のうちの一つがイギリスです。どうしてもイギリスに留学したかったので、高校三年生のときに両親を説得しました。英語圏でサッカーが好きだと消去法ですぐイギリスでした。アメリカにはほぼ同じ理由で惹かれなかったのです。

自分は島根医大に行く。推薦入試で、一発でクリアするつもりだ。だから受験料は一校分ですむし、島根医大は国立大学で学費が安い。自宅から通えるから下宿代もかからない。そのかわり、イギリスに一年留学するためのお金を出してください。

そう言って両親を丸め込んで、島根医大を受験したわけです。

実のところ、この時点で、本気で医者になる気はゼロでした。僕は単に「本物の勉強」がしたかった。一九九〇年に島根医大を受験した生徒の中で、医者になるつもりがなかったのは、おそらく僕ひとりだったと思います。

ですから、面接では苦労しました。どうしてかというと、「いい話」ができないのです。私は子どもの頃、大病を患いましたが、ある先生に助けていただきました。自分もいつか難病の子どもたちを救いたい――こういう、面接で使えそうな「いい話」が僕には何もないのです。

「地雷で足を失ったアフガニスタンの子どもの姿を、中学生の頃にテレビで見た。ああいう子どもたちを救うために、僕は整形外科医になる」。たとえばそんな学生がいるのですが、僕にはそんな話はまったくなかった。幸い試験は通りましたが、医療や医学についてほとんど何も知らないまま、僕は医学部に入ったのでした。

バブル崩壊前後の大学の風景

大学に入った僕は、たちまち教室で浮きました。

理由は「真面目に勉強していたから」です。

当時のエートスとして、大学に入ったばかりの学生が真面目に勉強するのは、普通のことではありませんでした。九割の学生は遊びに走っていたのです。これは当時のどこの大学でも同じだったと思います。その頃、大学はメディアから「レジャーランド」と揶揄《やゆ》されていました。「受験戦争」を勝ち抜いて「レジャーランド」に行くというのは、ひどく馬鹿げた話ですが、バブル時代の残滓《ざんし》とも言える、そんな時代だったのです。

島根医大の場合、同級生の約半分は「医者になりたい」という強い意欲のある学生で、残りの半分は「単に偏差値が高いから医学部を受けた」という学生です。いずれも入学したときには疲れ切っていて、勉強の意欲をすっかり失っていました。

医学部を卒業するまでには六年かかります。当時の島根医大では、九割の学生は病院実習が始まる五年生あたりまでは真面目に勉強しませんでした。最初の四年間は遊びまくって、試験は先輩たちが作った過去問を手に入れて対処する。留年さえしなければいいや、という感じです。「一生懸命に勉強しよう」という学生は一割ほどでした。あるいは、もっと少なかったかもしれません。

そんなわけで僕は教室で浮いていたのですが、だからといってどうということもありませんでした。入学してすぐにイギリスに行きましたし、もともと人付き合いが苦手なたちですから、同級生たちと距離があること自体は苦にならなかったのです。

ただし、「臨床医になるのは無理だろう」とは早い時期から思ってはいました。将来の自分が医療現場に立ち、同僚の医者たちや看護師さんたちとコミュニケーションしている姿、あるいは患者さんに向き合っている姿が、まるでイメージできなかった。

僕は人付き合いが苦手だったし、実は今でも苦手です。ですから、大学時代は基礎の研究者になるつもりでした。臨床は無理だろう。だから基礎にしよう。そういう消去法だったわけですが、「自分にはこれしかない」という強い気持ちはあって、研究室に入り浸って生理学や解剖学の研究の手伝いをしたりしていました。

もちろん総合的な学問についても模索していました。「ちゃんとした勉強」をするために大学に入ったのですから、自分なりにいろいろ模索していて、たとえば解剖学と生物学をつなげたいと思っていました。

解剖学は、授業を受けて、実習をやって、試験を受けます。生理学も、授業を受けて、実習をやって、試験を受けます。つまりコマ切れです。解剖学と生理学は本来つながっているはずなのに、バラバラにやっている。だから、つながりが実感できません。これを何とかしてつなげたいと、僕は考えていました。

あるとき、たまたまこんな話を耳にしました。

「アメリカの医師免許試験はステップ1とステップ2があって、ステップ1は基礎医学の問題しか出ない」

この話を聞いて僕が考えたのは「ステップ1の試験勉強をすれば解剖学と生理学がつながるんじゃないか」ということです。「もしかすると生化学と病理学もつながるかもしれない」とも思いました。

イギリス留学の小さな成果として、英語の読み書きはある程度はできます。ためしにアメリカの医師免許試験を受けてみたのが、五年生の夏でした。

ステップ1は通りました。だったらステップ2も受けてみようと、六年生の夏、漠然とステップ2も受けてみました。ところがこれは落ちてしまった。もう一度勉強し直して、二回目の挑戦で通ったのが六年生の冬、医師国家試験の直前のことです。

「日本一厳しい病院」

島根医大を卒業後、僕は研修医として沖縄県立中部病院に勤務しました。基礎の研究者になるつもりではいたけれども、研修医として二年間、臨床を経験しなければいけないから、まずは臨床を覚えなければならない。当時はまだ臨床研修制度は必須ではありませんでしたが、医師免許を持っていて診療ができない、では医師である意味がない。

「さて、どうしよう」

そう考えていた頃、中部病院を特集したNHKスペシャルをたまたま見ました。詳しい内容は覚えていませんが、画面には次々と過酷な現場のありさまが映し出され、「この病院の医師たちは何日も寝ずに診療にあたっています」というようなナレーションが流れました。

僕は当時、臨床の技術はサッと覚えて、できるだけ早く基礎の研究に戻りたいと思っていました。もちろん、臨床はサッと覚えられるものではありません。今となっては自分の認識の甘さに呆《あき》れるばかりですが、臨床を早く覚えるためには環境の厳しい病院がいいだろうと、沖縄県立中部病院にアプライしたわけです。

予想していたこととはいえ、沖縄での日々は過酷でした。当時はまだ沖縄に病院が少なくて、毎日じゃんじゃん救急車が来ました。記録をつけていたから覚えているのですが、僕がファーストタッチで診た患者さんは一二〇〇人以上に及びました。

緊急性の高い患者さんが多くて、内科系なら心筋梗塞、外科系なら交通事故による怪我、熱傷《やけど》などです。「生きるか、死ぬか」という患者さんをたくさん見ました。

特に忙しくなるのは、お盆やお正月です。町の開業医がいっせいに休む時期になると、患者さんが病室に収まらなくなって、廊下にストレッチャー（担架）を並べることもありました。当時は紙のカルテでしたから、患者さんが殺到すると机にドーンとカルテが積み上がる。ほとんど野戦病院のようなものです。

休みもありませんでした。新聞やテレビに触れる時間すらなくて、外で何が起きているのかも分からないような状態です。それほど過酷な環境で鍛えられたわけですが、臨床の技術はまるで身につきませんでした。むしろ、やればやるほど分からなくなってしまった。

あるとき、難しい患者さんについて上級医に相談をすると、「どうしてこんなになるまで俺を呼ばなかったんだ！」と叱られました。またあるときは、簡単な患者さんについて上級医に相談すると、「どうしてこんなことで俺を呼んだんだ！」と叱られました。「それは俺の科で診る患者さんじゃない！」というお叱りもよく受けました。

これは診療拒否ではありません。たとえば僕は体中を痛がってもんどりうっている患者さんを診て、てっきり「多発外傷だろう」と思って外科の先生を呼ぶわけですが、実は熱中症などで骨格筋が壊死《えし》する、横紋筋《おうもんきん》融解症でした。こんな感じで、医者一年目の僕の見立てはたびたび誤っていたのです。

先駆者の教え

沖縄県立中部病院で、僕は喜舎場《きしゃば》朝和《ともかず》先生の指導を受けています。

喜舎場先生は日本人として（たぶん）初めてアメリカの感染症専門医の資格を取った方で、いわば日本臨床感染症界のパイオニアです。

先生のご指導がきわめて貴重な体験となったことは言うまでもありません。ただし、それが貴重な体験だったと気づいたのは少しあとになってのことですし、その真価に気づくようになったのはつい最近のことです。ほんと、気づくの遅すぎますよね。

喜舎場先生は患者さんに対して、詳細に病歴を聞くのが常でした。患者さん本人の話だけではなく、家族構成や家族の病歴なども聞きます。ですから、たとえば高齢の患者さんへの聞き取りには時間がかかりました。自分は九人きょうだいの八番目で、一番上の兄はこれこれ、二番目の兄はこうで――ということになるわけです。時には「二番目の姉は米軍の砲撃で亡くなった」などといった具合に、病気とは関係ない話を延々と聞かされたりもしました。このとき僕は、沖縄にはいかに戦争による死者が多いか、ということを知りました。八重山諸島にマラリアが多かったことも知りました。しかし一方で、どうしてそんなにも時間をかけて病歴聴取をするのか、疑問だったし、やや不満でもあったのです。

「この患者さんは肺炎なんだから、検査をして抗生物質を出せばいいだけの話じゃないか。なんでこの人のお姉さんが米軍の砲撃で亡くなった話を延々と聞かなくちゃいけないんだ」

そんな思いがあったわけです。

あのとき喜舎場先生に教えられた病歴聴取は、患者さんをよく理解するための基礎訓練でした。

感染症の診察においては、患者さんをよく理解することがきわめて大切です。検査をして、抗生物質を出せば治せる、というほど臨床感染症の世界は甘くありません。当時の僕は、あまりに無知でした。過去の病歴や、家族構成などの情報をよく聞いておけばそこに、診断のヒント、治療のヒントが見つかることが少なくないのです。

余談ですが、研修医が病院の各科を回って研修することをローテートといいます。沖縄県立中部病院の研修医になった初日、僕は感染症科にローテートしたのですが、研修早々に「お前のプレゼンは何を言っとるか全然分からん！」と喜舎場先生に激怒されました。

初日で怒鳴りつけられて、「やっぱ俺は臨床医にはむいてないな」とつくづく思いましたし、感染症など論外だな、とも思いました。もっとも、僕はけっこう「やられたら、やりかえす」「やられっぱなしにはしない」という反骨精神ももっているので、その年度の終わりにもう一度、感染症科のローテートを希望しました。研修の一年が経ったあとのプレゼンは、喜舎場先生には怒られなかったな。

それから二十数年が過ぎた今、僕は感染症の臨床医になっているわけで、人生というのはなかなか不思議なものだと、改めて感じます。

意外な言葉

余談を書いたついでにもう一つ。英語では研修医をレジデントと言います。レジデントには「住み込み」という意味もありますが、沖縄県立中部病院の研修医は文字通り病院に住み込んでいました。

今はどうだか分かりませんが、当時は二人で一部屋です。窓はありません。ベッドは共用でした。そんな殺伐とした部屋に、ある日、女の子がやって来ました。ルームメイトの恋人です。いつもなら「しばらくどこかに行っててくれ」とルームメイトは言うのですが、その日に限ってはなぜか三人で雑談をしました。その雑談の中で、ルームメイトの恋人がこんなことを言いました。

「イワケンはアメリカの国家試験に通っているんだから、インタビュー（面接）を受けてアメリカに行けばいいのに」

彼女は将来アメリカに行きたいという希望を持っていて、だからそんな提案をしてくれたのですが、これはまったく意外な言葉でした。先ほど書いたとおり、僕はアメリカの医師免許試験に通っていますが、これはあくまでも自分の勉強の方便。アメリカに行きたいとは思っていなかったし、どうやったら行けるのかも全然知らなかったのです。

詳しく話を聞いてみると、東京海上メディカルサービス（当時）という団体が毎年アメリカに研修医を派遣しているとのことです。

「USMLE（アメリカ医師免許試験）に受かっているんだから、応募してみれば？」と彼女は言いました。

沖縄に来てから、すでに一年あまりが過ぎていましたが、僕はその頃、日々の激務にヘロヘロになっていました。朝から晩までずっと頭が朦朧《もうろう》としていたし、肉体的にも限界寸前でした。「もうこれ以上は無理かもしれない」。何度もそう思いました。

そんなドロップアウト寸前にアメリカに行くチャンスがあると聞いた僕は、なかば現実から逃亡するために東京海上メディカルサービスのインタビューを受けたのです。結果は「合格」でした。ニューヨーク市のセントルークス・ルーズベルト病院で、内科研修医として働くことになったのは一九九八年七月のことです。

ニューヨークの貧乏生活

アメリカの医療研修は厳しいと、渡米前によく聞きました。ハードな毎日がやって来ることを僕も覚悟していましたが、実際に働き始めてみると、業務はさほど大変ではありませんでした。沖縄県立中部病院に比べると、むしろ楽だった。

実は当時、アメリカではある医療事故をきっかけに研修医の労働環境が見直されていたのです。病院に泊まり込む必要はなかったし、週に一度は確実に休めたし、休暇は年に四週間もありました。

ただし、苦労したこともあります。一つは言葉です。イギリス留学の経験がありましたから、渡米前は「まあ何とかなるだろう」と呑気《のんき》にかまえていたのですが、ニューヨーカーの英語は早口であるうえにアクセントもさまざまで、うまく聞き取れないのです。

とりわけ苦労したのは電話でのやりとりです。たとえば病棟のナースから電話がかかってきても、くぐもった声で話されたときなどは、何を言っているのかまるで分かりません。そんなときは病棟を走って相手のナースのところまで行って直接話しました。

もう一つの苦労は、お金です。端的に言って、アメリカ時代の僕はすごく貧乏でした。どうして貧乏だったかというと、まずアルバイトができなかった。今しがた「当時のアメリカでは研修医の労働環境が見直されていた」と書きましたが、それでも研修医の給料は安く、同僚たちは夜の当直などのアルバイトで糊口《ここう》をしのいでいました。ところが僕の場合は、ビザの関係でニューヨーク州ではアルバイトができなかったのです。

それから、僕が勤務していた病院には「医師はマンハッタンに住まなければならない」という決まりがありました。病院はマンハッタンのセントラル・パークのすぐそばですから、それも当然なのでしょうが、マンハッタンとはニューヨーク市の心臓部です。マンハッタンの住居費はすごく高くて、最初のうちは病院が家賃の半額を補助してくれたのですが、ある日突然「来月から補助がなくなる」と言われました。僕からすれば、ある日突然、家賃が倍になったようなものです。

うろ覚えですが、当時もらっていた給料は手取りで二〇万円ほどでした。家賃はだいたい一二万円。ということは、月の生活費は約八万円です。実は僕はバツイチで、当時は最初の結婚中で、家族持ちでしたから、月に八万円で暮らすのは相当大変なことでした。

「今月の食費はどこまで切り詰めようか」なんてことを、日々真剣に考えたものです。

たいていの場合、アメリカ留学を志すドクターは日本でまず五、六年働いて、お金を貯めます。そのお金を持ってアメリカに留学して、貯金を切り崩しながら暮らします。僕は沖縄で研修医として一年勤めてからアメリカに行きました。もちろん貯金なんて全然ありません。だからお金ではだいぶ苦労をしたわけで、そこは思慮が浅かったとしか言いようがありません。

「お前はまるでなっていない」

一方で、仕事には一生懸命に打ち込みました。朝は誰よりも早く来て、夜は誰よりも遅くまで残って、言葉のハンディキャップを埋めようとしたのです。たぶん当時、僕は病院で一番働いていたと思います。そういう努力はアメリカではあまり評価の対象になりません。「がんばる」ことよりも大事なのは「結果を出す」ことという考えからなのでしょう。しかしそれでも、「ケンタロウは真面目だし、よく働く」と周囲から肯定的な目で見てもらえるようにはなりました。英語も少しずつ上達していったし、内科の知識も少しずつ増えました。

ところがやがて、僕は錯覚に陥ります。いつの間にか、「自分はちゃんとできている」と思うようになったのです。

内科の臨床現場に一年もいれば、毎日の仕事のパターンは身につきます。たとえば診察なら「胸が痛いと訴えている患者さんにはこうする」とか「発熱している患者さんにはこうする」という「手順」は覚えられます。検査や回診、投薬のオーダーなども、何ヵ月かすれば誰でも覚えられます。

でも、それは「医者としてちゃんとできている」ということではありません。いかにも医者らしく振る舞えるようになった、というだけです。しかし僕はそのことに気づかず、渡米して三年が過ぎた頃には「自分は日本でやっている医者なんかより全然イケてる」などと、すっかり慢心していました。

カンファレンス（医師や看護師などが集まって、患者の診断や治療について意見交換をする会）では積極的に手を挙げて「ああじゃないか」「こうじゃないか」とガンガン意見を言いました。時には他の医者に議論をふっかけたりもしました。それがアメリカ流だと思っていたからです。

いずれも勘違いだったと思い知ったのは、渡米四年目でした。すでに内科研修を終え、アメリカの内科専門医の資格を取っていた僕は、マンハッタン南部地域にあるベス・イスラエル・メディカルセンターという病院で感染症の専門家になるための訓練を受けていました。その訓練中のある日、ナディーム・サラマン先生という上級医に強く叱られたのです。

「お前はまるでなっていない。思い上がるな」

だいたいそんなことを言われました。

「悪いところってえのは、良いところがあるから目立つんだ。お前は残らず悪くて、良いところを探したって、どこにもありゃしねえ」

こんな台詞《せりふ》が落語『淀五郎』に出てきます。僕はまさにそんな感じで怒られたのでした。もちろんショックでした。ひどく落胆もしました。自分はどこがどうダメなのか。深く考えてみました。しかし、よく分かりません。

優秀な医者の条件

そこで周囲を観察するところから始めてみたのです。すると、優秀な研修医や指導医たちは意見をあまり言わないことに、やがて気づきました。

彼らはカンファレンスのとき、じっと他人の話を聞いています。自分の意見は、議論の最後になってからボソッと言うだけです。

たいていの場合、それは建設的なコメントでした。議論を前進させ、チームのためになることを、彼らは手短にまとめて発言していた。

逆に、ベラベラしゃべっている研修医や上級医のコメントはチームにさほどの影響を与えていませんでした。むしろ「ああ、あいつがまた勝手なことを言っているよ」という感じで、まわりから冷ややかに見られていました。

「聞くことに重きをおかなければいけない。演説をしてもダメだ」。それから僕は態度を改め、人の話をていねいに聞くように努めました。同時に「臨床医はどうあるべきか」「病気とは何か」ということを、初めて真剣に考えるようになりました。

それまで僕は「病気を見つけて治せばいいんだろ」と簡単に考えていました。しかし、臨床医学はそのような甘いものではありません。そのように表面的なものでもありません。「心筋梗塞の疑いのある人にはこうする」「発熱している人にはこうする」というパターン認識的な対応は、診療ではありません。単に形式をなぞっているだけです。

その患者さんの身に何が起きているのか。これをなるべく正確に把握するためには、まず相手の話をていねいに聞かなければいけません。まわりの意見にも真摯に耳を傾ける必要があります。聞く＝事実確認で、そこを怠ると正しい診断はできないし、まして正しい治療もできないわけです。そんなことがだんだんと身にしみてきたある日、別の上級医に褒められました。

「お前はまるっきりダメな奴だという評判を聞いていたけれど、よくやっているじゃないか。ずいぶん勉強したようだな」。嬉《うれ》しさのあまり涙がこぼれそうになった経験は、たぶんそのときが最初です。

みんなに悪口を言われている人

日々のルーティンをこなしているうち、「自分はデキる」と錯覚してしまう。これはおそらく、医者以外の職業にもあることでしょう。

医者の場合、錯覚が起こるのは三年目から五年目あたりです。一年目のペーペーの研修医の頃は、たとえばベテランの看護師さんから「そんなことをしちゃダメですよ」と叱ってもらえます。あるいは「新人の岩田先生はこう言っているけれど、どうもあの人は危なっかしいから、念のため上の先生を呼んでおこうか」といった具合に、予防線を張ってもらえます。

ところが医者になって三年くらい過ぎると、看護師さんから意見を言ってもらえなくなります。「この人は危ないから」というリスクヘッジもしてもらえなくなる。薬剤師さんや検査技師さんは、そもそも医者には絶対に文句を言いません。

話は前後しますが、僕が大学五年生だった一九九四年、新しい病院実習制度が作られました。それまで病院実習は自分の大学で受けるという決まりがあったのですが、「学生たちが井の中の蛙にならないように」、かどうかは知りませんが、他の病院でも実習を受けられる制度を当時の厚生省が作ったのです。

その話を聞いて、僕は「東北に行こう」と思い立ちました。そして、宮城県亘理郡《わたりぐん》のある病院に手紙を送りました。当時のことですから手紙で、「そちらで実習をさせていただいてもいいでしょうか」と問い合わせたわけです。実はその頃、僕は東北地方に興味がありました。一度も行ったことがなかったので、どんなところか見てみたかった。いずれ青春18きっぷで旅行するつもりだったのですが、「実習にかこつけて東北に行こう」と思いついたのです。しばらくして、病院から返信が来ました。「とりあえず来なさい」ということだったので、行きました。

応対に出てくださったのは内科部長の先生でした。「君のような人は初めてだから、どう扱っていいか分からない」。その先生は正直におっしゃったあと、実にユニークな提案をしてくれました。

「月曜日は看護師さんに一日ずっと付いてもらいます。火曜日は薬剤師さんに一日ずっと付いて、仕事を覚えてください。水曜日は検査技師さん、木曜日は理学療法士さんに付いてください」

つまりその内科部長の先生は、医者ではなく、コメディカル（医療関係者の中で、医師の指示の下で医療業務を行なう人の総称）と呼ばれる人たちに付いて実習しなさいと提案してくれたわけです。その提案は、内科部長の先生の深い見識に基づくものだったのか、あるいは僕のような変な奴を体《てい》よく追っ払って他の人たちに押しつけたかっただけだったのか。

今でもよく分かりません。しかし、ともかくそういうことになりました。

結論から書くと、それは本当に、生涯忘れられない貴重な経験でした。医者がコメディカルの人たちからどう見られているか、僕はそのとき初めて知ったのです。

たとえば看護師さんに付いて手伝いをしていると、その人はひたすら医者の悪口を言っていました。「あの先生はこれも間違っている」「あそこも分かっていない」「全然ダメだね」。薬剤師さんも、やっぱり医者の悪口です。「あの先生はまたこんな間違った薬を使っている」「まるっきり分かっていない」。どの職種に付いていても、朝から晩までずっと医者の悪口ばかり聞かされました。

なおかつ、誰も決して本人には言いません。「医者というのは、すごくかわいそうな職業だな」と、しみじみ思いました。これだけ他の職種の人たちから嫌われ、蔑まれ、しかもダメなところを教えてもらっていないわけです。

あれから四半世紀が過ぎた今、僕は学生や研修医を教える立場になっています。彼らには「三年目から五年目あたりは気をつけろ」とよく言います。「そのあたりから誰も自分の失敗を指摘してくれなくなるぞ」と。指摘してもらえないまま失敗をくり返していると、「あいつはダメな医者だ」と陰で笑われます。それは医者本人だけでなく、患者さんにとっても不幸なことです。

最初はおっかなびっくりやっていた病院実習も、慣れてくるにつれて「できるフリ」が身につきます。それ自体は悪いことではないけれども、「自分はできる」と錯覚してしまうと危ない。だんだん人の話を聞かなくなり、やがて年上の看護師さんや薬剤師さんに敬語を使わなくなる。あるいは、おべんちゃらを言う製薬会社の人たちがまわりにいるケースでは、自分より年上の製薬会社社員をアゴでこき使うようになる。

僕は学生や研修医たちに「どの職種の人にも絶対に敬語を使え」と、言っています。年上だけではなく、年下に対しても敬語を使えと、くり返し言っていて、それは僕自身の戒めでもあります。

第二章　なぜ日本は「感染症後進国」になったのか

感染症医は世界のどこでも仕事ができる

すっかり話が脱線してしまいました。アメリカ時代に話を戻しましょう。

振り返ってみれば、僕が感染症のプロとして生きていこうと思うようになったのは、一九九九年頃からです。

その年の夏、ニューヨーク市西部でナイルウイルスによる脳炎のアウトブレイクが、突如として発生しました。西ナイルウイルスは鳥類、そして蚊を媒介とするウイルスで、それまで南北アメリカ大陸には存在しなかったのですが、アウトブレイクはニューヨークからたちまちアメリカ全土に広がり、カナダやラテンアメリカにまで拡大しました。なぜ、そのような時期に西ナイルの流行が起きたのかは不明ですが、カラスのような鳥が媒介する感染症は広がりだすと一気に広い国土中に広がるのだと、そのとき知りました。

当時の僕はしがない内科研修医でしたから、ニューヨーク市の感染対策は外野から見ているだけでした。ただ、この頃にはすでに感染症のプロを目指そうという意識があって、内科研修医として働きながら院内の感染対策委員を兼務していましたし、結核患者の隔離についての研究もしていました。

セントルークス・ルーズベルト病院での内科研修を終えたのは、二〇〇一年初夏のことです。その後、僕はベス・イスラエル・メディカルセンターというニューヨーク市の別の病院で感染症のフェローになりました。フェローという言葉の翻訳はちょっと面倒なのですが、アメリカでは三年の内科研修期間を終えた人の多くは、さらに内科専門課程の研修を受けます。この内科専門課程をフェローシップといい、フェローシップに参加する人をフェローといいます。

感染症医という道を選んだのは、簡単に言えば消去法です。たとえば僕は手先が器用ではありません。ですから「自分には外科医は無理だな」と、早い時期から分かっていました。そういう形で「自分にはこれは無理だ」と思えることを取り払っていって、最後に感染症が残ったわけです。特別な思い入れや動機はありません。

実は今でも、自分のアイデンティティは感染症にないと思っています。

行動原理としては「自分が感染症医でなくても同じ考え方ができるか」ということは常に考えます。「自分が医者でなくても同じ考え方ができるか」という自問自答もします。しかし、「自分の立ち位置は感染症だ」とか「俺は医者だ」という思い入れはまったくありません。「こうでなければいけない」という発想は、子どもの頃から特になかったような気がします。

一つ言うなら、島根にいるときからずっと、世界で通用する人間になりたいとは思っていました。島根でしか通用しないのは嫌だったし、日本でしか通用しないのも嫌だった。先進国だろうが発展途上国だろうが世界のどこに行っても通用する人間になりたかった。

たとえば最新のロボット手術の専門家になったとすれば、おそらくアフリカの僻地《へきち》では仕事ができないでしょう。ロボット手術の専門家が持っている知見と技術は、世界の辺境では宝の持ち腐れになってしまう。

内科研修医時代に考えたのは、「感染症医なら世界中どこに行っても役に立つのではないか」ということです。そして、それはまさに正解でした。その後、僕はアフリカでもカンボジアでも中国でも、あるいは先進国でも、感染症のプロとして仕事ができました。地球上で感染症がない場所といえば、南極くらいです。南極には細菌もウイルスもいません（もっとも、厳密に言えば南極でも感染症は起きるのですが、それは、まあ、マニアックな重箱《じゅうばこ》の隅《すみ》つつきです）。自分の適性を考え、「世界のどこでも仕事ができるから」という理由で、僕は感染症を選んだわけです。

アメリカ医療への疑問

ベス・イスラエル・メディカルセンターで感染症のフェローになってひと月あまりが過ぎた頃、未曽有の大事件が起こりました。九月十一日の同時多発テロです。

その一週間後には炭疽菌《たんそ》を使ったバイオテロが起こり、ニューヨーク市の救急外来は「炭疽疑い」の患者さんで大混乱に陥ります。僕もその対応に忙殺されましたが、そのさなか「次は天然痘のバイオテロだ」という噂《うわさ》が流れました。

天然痘ウイルスはすでに地球上から撲滅されています。しかし、アメリカとロシアは実験室にウイルスを保有しています。それが何らかの形でテロリストの手に渡ったらしい——という噂がまことしやかに囁《ささや》かれ、僕は病院から天然痘ワクチンを打つよう命じられました。天然痘ワクチンはきわめてパワフルで、一回接種すれば一〇〇パーセントの予防ができます。つまりワクチンを打っておけば、天然痘テロが起きたときに「丸腰」で働くことができるわけです。幸いにして第二のバイオテロの現場で働くことにはなりませんでしたが、この炭疽菌事件は現在でもその全貌がつかめていない謎の多いテロで、今後もこういう事件が起きる可能性はあります。接種した天然痘ワクチンが役に立つような事件が起きなければよいのですが。

おそらくこれも二〇〇一年の出来事だったと記憶しているのですが、ロンドン大学にデイスタンス・ラーニングという通信講座があることを、僕は偶然知りました。

この通信講座に申し込むと、まず大量の教材が届きます。その教材を読んで勉強しながら、与えられた課題についてレポートを書いては送り、送ってはまた書く、という形で勉強を続けていって、最終試験にパスするとロンドン大学の修士資格が得られます。期間は最短で二年、最長で五年。

前述したとおり、アメリカ時代の僕はひどい貧乏生活をしていました。しかし、当時勤務していたベス・イスラエル・メディカルセンターには奨学基金がありました。勉強にかかる費用なら、何十万円かの上限までは負担してもらえましたから、その奨学基金を使ってロンドン大学の通信教育にアプライしました。それがたしか二〇〇二年のことです。

アメリカで暮らしているのに、どうしてわざわざロンドン大学の通信教育で勉強を始めたのか。その理由は、アメリカのやり方が本当に正しいのかどうか疑っていたからです。これも前述したことですが、当時の僕はまさに半人前の医者でした。タイムマシンに乗ってあの頃に戻れるのなら、自分に蹴りを入れたいくらいです。

しかし一方で、アメリカの医療にはどうも欠点が多いように思えてなりませんでした。

「アメリカの医療がグローバル・スタンダードだ」と断言する人がまわりにたくさんいた

けれども、「ホンマかいな?」という疑問があった。その疑問はどうすれば解消できるのか。そう考え続けていたあるとき、ロンドン大学の通信教育に行き当たったわけです。

三角測量の意義

やがて段ボールに入った教材が、ロンドンからドサッと届きました。今ならインターネットでダウンロードできるのでしょうが、二〇〇二年はまだ郵送です。

昼は病院で仕事をして、夜は勉強——という日々を送っているうち、イギリス感染症学の考え方はアメリカのそれとかなり違うことが分かってきました。これはそのずっと後で知ったのですが、アメリカの感染症学はドイツやフランスのそれとも微妙に違います。僕はペルーでも熱帯医学の実習を受けていて、そのときはアメリカとペルーのやり方も違うことが分かりました。

どれが正しくて、どれが間違っているのか。そこに関しては個別具体的な仮説になるので深入りはしませんが、ともかく各国医学界の見解は同じではない。

それはつまり、「グローバル・スタンダードは存在しない」ということです。

感染症には、その土地ならではの特徴もあります。たとえばペルーならペルー独特の感染症があり、ペルーだけに適した医療があります。ペルーではアメリカ流は通用しません。全世界に適用されるシングルアンサーはないのです。

もちろんプリンシプル（原理原則）はあります。「感染症には必ず感染経路がある」「感染経路を遮断すれば、感染は防御できる」といったユニバーサルにあてはまる原理原則がある。それはエイズにも新型コロナにもエボラにもあてはまります。

ただし、原理原則をどう扱うかについてはいろいろな流派がある。つまりアメリカのやり方は、アメリカ流という一つの流派にすぎないわけです。

ロンドン大学の通信教育で勉強していた頃は、そこまで深いことには気づいていませんでした。しかし、トライアンギュレーション（三角測量）はすごく大事だという発見はありました。

AとBの二つだけを見て「どちらが正しいのか」と考えても、結論は容易に出ません。Aを支持する人とBを支持する人が議論をすれば、それは時に立場論争になります。単なる水掛け論になることもあるでしょう。AとBを比較しているだけでは、いつまでも折り合いがつかないわけです。しかし、AでもなくBでもないCという立場から三角測量すると、Aのよさが分かるし、Bのよさも分かります。AとBの欠点も見えてきます。ロンドン大学の勉強を続けていくうちに、日本とアメリカには共通概念があることも分かりましたし、実はアメリカだけの習慣にすぎないやり方もあると分かりました。みんながやっているから、昔からやっているから――そんな理由で続いている習慣を、時に医療現場で見かけます。そしてそれは、本当に必要な医療行為と混在しています。両者を区別するのは、経験が浅いうちはなかなか難しい。

ロンドン大学の学位（修士号）をとるまでには四年の歳月を要しましたが、その勉強の過程で、その国や病院固有の習慣と、どこでも通じるファクトを区別できるようになったのは、非常に大きな成果だったと思います。

「大学病院は無理だ」

二〇〇三年七月、感染症のフェローシップを修了した僕は、北京の診療所に勤務することになりました。

なぜ北京だったのか。これにはちょっとした曲折があって、アメリカで内科専門医と感染症専門医の資格をとった僕は、その先をどう生きていくのか、迷っていました。

まず考えたのは、日本に帰ることです。当時は大学の医局に所属するのがデフォルトだったので、日本に一時帰国して、知人のツテを頼って五つくらいの大学病院を見学させてもらいました。いずれも有名な病院です。

それは驚きの——悪い意味での驚きです——体験でした。

どこの病院でも言われたのは「まず助手からやってみる?」ということでした。「最初からあなたを戦力として扱うことはありませんから」「だって君はまだ三十歳でしょ?」という感じの、ずいぶんな上から目線だった。

それはまあいいとして、感染症に対する理解が予想を超えたレベルで低かったことに、僕は驚き、そして落胆しました。そもそも感染症科のない病院もありました。感染症科がある病院でも、そのほとんどは専門家ではない医者が教授を務めていました。たとえば肝臓の専門家が「私は肝炎ウイルスも扱っていますから」という「ノリ」で、感染症科の教授を務めていたのです。あるいは、呼吸器の専門家が「私は肺炎を診るから」ということで、感染症科の教授を務めていた。

それはいわば、野球しかやったことがない人が「同じ球技だから」という理由でバスケットボール部の監督を務めるようなものです。

ある大学病院を訪ねたとき、細菌検査室の小さな冷蔵庫に、血液培養ボトルがちんまりと並んでいるさまを見ました。

「これで全部ですか?」と聞くと、「そうだ」との答えで、僕は絶句しました。

詳しい説明は省略しますが、血液培養というのは感染症のワークアップにおいて最も必要になる検査です。僕が訪ねたその病院には千床ちかくのベッドがありましたから、何百という数の血液培養ボトルが保管されていて当然だった。しかし、その病院のすべての血液培養ボトルは、ビジネスホテルでよく見かけるような、小さな冷蔵庫に収まっていたのです。

回診の見学でも、悪い意味での驚きがありました。診断も治療も僕から見るとまったくいい加減で、「なぜそれを?」という抗生物質が「なぜその量で?」と思えるような量で処方されていました。先ほどの野球とバスケの喩《たと》えで言えば、それは野球のピッチングの要領でバスケットボールをゴールに投げ込むようなものです。「まあ、投げていればそのうちゴールに入るだろう」と。少なくとも僕が見た大学病院では「とりあえず抗生物質を出す」「効果が出なかったら、また別の抗生物質を出す」「そのうち何かが当たるだろう」という行ないが横行していて、それが治療だと見なされていました。

「これは無理や」

そう思いました。ここでは絶対に働けないと思った。アメリカでも不適切な診断や治療をよく見かけましたが、「それにしてもひどい」と思ったのです。二〇〇三年当時、日本の医学教育では感染症について教えられていませんでした。そして実は、今なお教えられていません。あれから一七年が過ぎた今でも、医学生や研修医の多くは独学で感染症を学んでいるのです。

日本には今、何千という病院がありますが、感染症科のない病院のほうが圧倒的に多い。なぜか。理由を簡単に言えば、日本の感染症学はその黎明期《れいめいき》以降、進歩を止めてしまったからです。これについてはあとでまた詳しく書きたいと思いますが、ともかく僕は日本で働くことを断念したのでした。

僻地に行きたい

日本には帰らないと決めたとき、僕には三つの選択肢がありました。

一つは、アメリカで働くという選択肢です。ただしそのためには「僻地」に行く必要がありました。無医村や過疎地で三年間医療をやるとグリーンカード（永住権）を取得できるというシステムが、当時あったのです。

僕はもともと田舎の人間ですから、僻地に行くことに何の忌避感もありません。なおかつ、田舎が好きです。だからたとえば、バーモント州の無医村で働くことを想像したりして「いいな」と思いました。もう一つの選択肢は、ニュージーランドで家庭医になるという道です。家庭医とは「何でも診るお医者さん」で、赴任先はやはり僻地だという話でした。

もちろん給料は高くありません。しかし、家と車が支給されます。それから医療訴訟が皆無に近い。アメリカは医療訴訟が多い国ですから、静かな生活を求めてニュージーランドに行く医者は少なからずいるそうです。これも「いいな」と思いました。

三つ目は、カンボジアの診療所の医者になるという選択肢です。

僕はかねて、途上国医療に興味を持っていました。カンボジアという国にも大きな興味がありました。

だから最終的にカンボジアという選択肢を選んだのですが、決断をしたそのとき、そのポジションはすでに埋まっていました。愕然《がくぜん》としましたが、たまたま相談した人に「北京にポジションがあるよ」と言われました。

「ま、北京でいいか」

そんな軽い気持ちで中国行きを決めたのが、二〇〇二年のことです。二〇〇二年の中国といえば、まだ途上国です。GDPは現在の約一〇分の一。医療もずいぶん遅れていました。いわば「カンボジアに行く」というノリで、僕は北京を選んだわけです。

ところが二〇〇二年十一月、「広東省で不思議な肺炎が流行している」という報告がProMEDという感染症情報サイトに掲載されました。そのとき僕はまだニューヨークにいたのですが、その後「不思議な肺炎」はSARS（重症急性呼吸器症候群）という新しい感染症であることが判明し、中国各地、台湾、ベトナム、シンガポールなどへ広がっていきました。

SARSの現場

僕がニューヨークで引っ越しの準備をしていた頃、SARSは北京で猖獗《しょうけつ》をきわめていました。北京の繁華街である王府井《ワンフーチン》からは人影が消え、ゴーストタウンのようになっていると聞きました。

勤務先であるインターナショナルSOS北京クリニックに赴任したのは、二〇〇三年七月のことです。ここは日本人をはじめとする外国人を主に対象としたクリニックだったのですが、そのときには北京のSARS（病原体はコロナウイルスの一種）はピークを超え、やや下火になっていました。しかし、もちろん予断を許さない状況ではありります。当時、インターナショナルSOS北京クリニックに感染症の専門家は一人もいませんでした。ですから、僕は着任早々に診療体制の見直しを任されました。そして、SARS疑いの患者さんもたくさん診ることになった。SARSウイルスは人から人へ感染します。発症後の死亡率は約一〇パーセント。有効な治療薬もワクチンもありません。治療は対症療法だけです。

正直に言えば、僕は毎日ビクビクしながら診察をしていました。防護服を着て、帽子をかぶり、N95という特殊マスクをつけ、手袋やシューカバーもつける。場合によってはゴーグルもつけました。そんな「フル装備」で診療をしていたのですが、やはり怖かった。「自分がウイルスをもらったら、どうしよう」という恐怖が、かたときも脳裏から離れませんでした。しかし一方で、感染防御の方法論は確立していました。SARSの診察・治療には決まったやり方があった。恐怖はあります。しかし恐怖があるからといって、やり方を変える必要はありません。手順通りに粛々とやるだけです。

先ほど書いたように、感染症にはプリンシプルがあります。「感染症には感染経路が必ずある」「感染経路を遮断すれば、感染症は防御できる」といった、真理に近い原則があるわけです。

それは未知の感染症にも適用できます。やり方のバージョンアップは常にしていかなければいけませんが、これから先、どんなウイルスが現われようとも原則はさほど変わらないのです。そういう意味では、SARSの対応で悩むことはありませんでした。

たとえば「SARS疑い」の患者さんのうち、症状が軽い人にはできるだけ自宅待機をしてもらいました。もちろん電話などで病状確認を日々しましたが、「疑わしきは全員入院」というやり方はしなかったのです。

なぜか。

SARSに迅速検査キットがありません。当時はたしか、検査結果が出るまで数日かかりました。つまり、疑わしい人すべてをSARSの指定病院に入院させていると、ただの風邪でしかない患者さんが病院に送られ、入院先でウイルスをもらってしまうリスクがあったわけです。

それから、入院患者が増えれば増えるほど、医療現場で働く人たちが疲弊していきます。

最悪の場合、それは院内感染や医療崩壊につながります。

この二つのリスクを未然に防ぐためには、「軽症者には自宅療養してもらう」という選択肢は必ず考えなければいけません。たとえばその軽症患者が学生寮などで集団生活をしているのなら、入院させるかどうか、慎重に検討する必要はあります。しかし、その軽症患者がアパートで一人暮らしをしているのなら、自宅で療養してもらって経過観察をしたほうがいい。

検査の結果、「この人はまず間違いなくSARSだ」ということになったとしても、「軽症者は自宅療養」という選択肢は念頭に置いておくべきです。臨床判断は病原体の有無だけを見てもうまくいきません。その患者さんがどういう家庭環境で過ごしているのか。そこにもきちんと目を向けなければならないのです。

多国籍病院

SARSの対応で一つ困ったのは、中国政府の隠蔽体質でした。当時は今よりもずっと情報統制が強くて、状況を正確に把握できなかったのです。とはいえ、感染者は二〇〇三年の夏以降は急減しました。「ウイルスはどこに行ったの？」と首をかしげたくなるほどすっかり終息《しゅうそく》して、僕も日常業務に戻りました。

先述したようにインターナショナルSOS北京クリニックは、在中外国人のための病院でした。大使館に勤務している人、外国企業の駐在員、あるいは留学生などが主な患者さんで、稀《まれ》に難しい症例の中国人患者がやって来ましたが、そのときは通訳付きです。インターナショナル北京SOSクリニックの本社はロンドンにあって、北京のプレジデントは当時フランス人でした。医者は各国から来ていました。南アフリカ、オーストラリア、アメリカ、カナダ、イギリス、フランス、ドイツなどです。中国人のドクターもいました。

さまざまな国の人たちと働くのは、楽しく面白いことでした。というのは、国によってやり方が違うのです。たとえばドイツとフランスは隣国なのに、やり方はずいぶん違う。また、いろいろな国の患者さんを診療する中で発見もいくつかあって、たとえばニューキノロン製剤という抗生剤はアジア人（日本人、中国人など）のほうが副作用が強いのではないか、などと考えたこともありました。

一方、生活はずいぶん安定しました。インターナショナルSOS北京クリニックはちゃんとした給料をくれましたし、住居もあてがってくれて、さらに車と運転手まで付けてくれました。生活費八万円のニューヨーク時代と比べれば、天と地の違いです。その日の食費を心配せずにすむ暮らしは五年ぶりのことでした。そんなわけで、僕はずっと北京にいるつもりでした。少なくとも日本に帰るつもりはまったくなかったのですが、二〇〇四年、ある人を介して千葉県鴨川《かもがわ》市の亀田総合病院から誘いを受けました。

当時も今も、亀田総合病院はさまざまな医者をヘッドハントしています。とりわけ欧米でトレーニングを受けた医者を積極的にヘッドハントしていて、なおかつこのときは感染症の専門家を雇いたいという意向がありました。

「旅費は出しますから、一度うちの病院を見にきませんか。滞在中にディズニーランドに遊びに行ってもらってもかまいませんよ」

そんな感じで声をかけてくれたのです。

千葉県は広かった

僕は関東地方に馴染みがなかったので興味はあったし、それまで子どもをディズニーランドに連れていくチャンスはそうはありませんでした。北京を出発したときは、見学がてらディズニーランドに遊びに行くような感覚でした。

亀田総合病院では軽いレクチャーをしたり、研修医たちとカンファレンスをしたりしたのですが、僕がかつて見た大学病院とはまるで違うエートスがありました。

まず学閥がありません。年功序列もありません。給料は年俸制で、「何歳ならいくらになる」といった決まりもない。しかも、これから感染症科を作って、僕を部長として呼びたいという話でした。

当時、僕は三十二歳です。提示された年俸は同年齢の医者の平均以上でした。感染症科の部長として好きなチームを作っていいし、そのためのサポートはどんどんやりますとも言われました。

しばらく見学しているうち、亀田総合病院の運営が先進的な考え方に基づいていることがよく分かりましたし、研修医たちは優秀でした。僕はそれまで「日本には帰るまい」と決め込んでいたのですが、「これなら帰ってもいいかな」と思うようになりました。

ただし一つだけ、「話が違うじゃないか」と思ったことがあります。それは鴨川からディズニーランドまで車で片道三時間もかかったことです。「千葉県ってこんなに広かったのか」と、僕はそのとき初めて知りました。

往復六時間もかかるのだから、ディズニーランドは気軽に遊びに行ける場所ではありません。正直、「騙《だま》された」と思いました。

冗談はさておき、以上のような経緯で僕は亀田総合病院に移籍しました。二〇〇四年四月のことです。新設された感染症科に、僕はまず部長代理で入り、すぐに部長になりました。

二足のわらじ

僕が赴任したそのとき、亀田総合病院に感染症科が確立されていなかったと、今しがた書きました。しかし、感染管理室というセクションはありました。感染管理室の仕事は「防御」です。具体的には、院内感染を防ぐための仕事を受け持ちます。

日本における感染制御（感染症に対する防御）のメインプレイヤーは、当時も今も、実は看護師さんです。

これについては少し込み入った流れがあって、まず一九九六年に院内感染対策に診療報酬点数が加算されるようになりました。さらに二〇〇〇年に院内感染対策を実施していない医療機関は、診療報酬点数が減算されるようになりました。こうした流れとほぼ並行して、日本看護協会が専門看護師（感染管理看護師）の育成を始めました。およそ六ヵ月にわたるトレーニングを受けた専門看護師たちが広く現場で活躍するようになったのは、二〇〇二～〇三年頃のことです。

僕が日本に戻った二〇〇四年、亀田総合病院には古谷直子《ふるやなおこ》さんという専門看護師がいて、感染制御のプロとしてさまざまな仕事を受け持っていました。しかし、診療のプロフェッショナルチームはありませんでした。そこに僕が入ったのです。当然のことながら、診療のカテゴリーで仕事をしたわけですが、病院全体の感染制御の仕事も掛け持ちしていました。

アメリカ時代、僕は感染制御のフォーマルなトレーニングは受けていません。アメリカの感染症フェローシップの最大の弱点の一つが、この感染制御の訓練不足と指摘されています。しかし、正規のカリキュラムとは別に感染管理委員の仕事をやったり、感染防御の研究をやったりしていて、感染防御の経験値は他のフェローたちよりは高かったです。北京でSARS対策の感染防御を担当したのも僥倖《ぎょうこう》でした。そうした経験を買われて、二足のわらじでやらせてもらったわけで、いずれのカテゴリーでも実にやりやすく仕事をさせてもらいました。後に、僕は感染制御のフォーマルな勉強の必要を感じて、北米のCIC(Certificate in Infection Prevention and Control)の資格を取るようになります。

亀田総合病院では、感染診療のプロの育成にも取り組みました。僕が感染症の後期研修プログラムを作ったのは二〇〇四年で、これは日本の感染症予防トレーニングのほぼ先駆けです。当時、こういうトレーニングを提供していたのは静岡がんセンターの大曲貴夫《おおまがりのりお》先生（現・国立国際医療研究センター）たちだけだったのではないでしょうか。

二〇二〇年の今、感染症のプロは以前と比べれば増えました。診療についても前進はしていると思います。たとえばこの五、六年ほどで、前に見たように血液培養のボトルが小さな冷蔵庫に数本という病院はかなり減っていて、多くの病院は血液培養をきちんと取るようになりました。

しかしそれでも、人は足りていません。先ほど書いたように、日本の感染制御はかなりプロフェッショナルに進んできて、現在ではどこの病院にも感染制御部門があります。一方で、診療部門にはまだまだプロが少ない。感染症科がある病院も圧倒的に人材が少ない。どうして日本にはそんなにも感染症のプロが少ないのか。アメリカで五年研修しただけの僕から見ても、信じられないほどにレベルが低かったのは、なぜなのか。ここまで読んだ方の多くも、そんな疑問をお持ちでしょう。

二〇〇八年、僕は亀田総合病院から神戸大学に異動しました。そして現在に至るのですが、自分の話はそろそろおしまいにして、日本が感染症の後進国となってしまった経緯について、簡単に説明しておきたいと思います。

感染症と戦った戦後日本

二〇二〇年の今を説明するために、どこまで時間を遡るのが妥当なのか。おそらくそれは第二次世界大戦が終わった一九四五年だろうと、僕は考えています。

一九四五年当時、日本ではさまざまな感染症が流行していました。その大きな理由としては、まず衛生環境が劣悪だったことが挙げられます。上下水道の整備も不充分で、その頃の日本は今からは考えられないほど不潔な国だったのです（終戦直後に作られた黒澤明作品や他の日本映画を観るとその一端に触れられます）。

しかも、そこに海外から大勢の人たちが引き揚げてきました。南洋や中国大陸からの引揚者は、発疹《ほっしん》チフス、天然痘、コレラ、腸チフス、赤痢、パラチフス、デング熱、ジフテリアといった感染症を持ち帰りました。

このうち、たとえばジフテリア一つだけを見ても、一九四五年の発症者は約八万六〇〇〇人です。死亡者は約八六〇〇人。新型コロナの感染者数・死者数と比べてみれば、その恐ろしさは容易にお分かりいただけると思います。

終戦直後は、結核も流行していました。これは一九四七年の数字ですが、その一年だけで約一四万六〇〇〇人の方が結核で亡くなっています。その他、破傷風も当時は死亡率が高く、恐ろしい病気の一つでしたし、梅毒などの性感染症も蔓延《まんえん》していました。

こうした難しい状況に向き合ったのは、当時、日本を統治していたＧＨＱ（連合国軍最高司令官総司令部）です。彼らはまず、予防接種の整備に手をつけました。「一人でも多くの人にワクチンを打つ」というところから始めたわけです。

公衆衛生の王道は「清潔な生活環境をつくること」で、上下水道をはじめとするインフラ整備は、きわめて重要な対策です。しかし、それには莫大な費用と長い時間を要します。おそらくＧＨＱは短期間のうちに成果を出すため、相対的に低コストである予防接種を選んだのでしょう。

当時の予防接種は、どれも強制接種でした。副作用が起きても「特異体質だ」ということで片付けられました。個々の人権は無視して、強引に感染症を抑え込もうとしたわけです。

これはいわば突貫工事のようなもので、さまざまな不備がありました。占領下の日本はワクチンを製造する会社のレベルが低かったこともあり、多くの人が副作用で亡くなっています。一九四八年には、ジフテリアの予防接種を受けた子どもたちが八四名も亡くなるという痛ましい出来事が起きました。一方で、強制接種には成果もありました。たとえば一九四六年の天然痘患者は一万七〇〇〇人以上もいましたが、予防接種の効果は劇的に出て、翌年の天然痘患者は三八六名にまで減っています。発疹チフス、コレラ、腸チフス、パラチフスなども激減し、やがて日本から姿を消しました。

その後、日本の公衆衛生制度は少しずつ整えられていって、沖縄のフィラリア症、瀬戸内地方の片山熱、あるいは狂犬病といった感染症を少しずつ駆逐していきました。八重山諸島でマラリアの流行が起きるといったこともありましたが、終戦から一九七〇年代までの日本人は、感染症と一進一退の戦いを繰り広げ、一定の成果を収めてきたのです。

「日本感染症史の暗黒時代」

そのあとにやって来たのが抗生物質の時代です。

世界初の抗生物質を発見したのは実は日本人で、一九一〇年、細菌学者の秦《はた》佐《さ》八郎《はちろう》はドイツのパウル・エールリッヒと共同で、梅毒の治療薬「サルバルサン」を開発しました（この経緯について興味のある方は拙著『サルバルサン戦記：秦佐八郎 世界初の抗生物質を作った男』光文社新書をお読みください)。

この薬は残念ながら効果が乏しかったのですが、一九二八年、アレクサンダー・フレミングによってペニシリンが発見されると、抗生物質の時代が本格的に幕を開けます。

それまでは細菌感染症に対する治療薬はほとんど存在しませんでした。北里《きたさと》柴三郎《しばさぶろう》たちが開発した抗毒素(免疫グロブリン)こそありましたが、ほとんどの細菌感染症に抗毒素は効果がありません。多くの感染症に対しては有効な治療法もなく、細菌感染症の重症化は死を意味しました。有史以来、人類はなすすべもなく感染症に屈してきたのです。そんな歴史を決定的に変えたのがペニシリンです。死の病だった感染症が、注射を打つだけで治るようになったのですから、当時の人たちにとってペニシリンは、まさに魔法の薬だと感じられたに違いありません。その後、ペニシリンの他にもさまざまな抗生物質が発見され、新たな治療薬が作られていきました。

細菌感染症は目覚ましい勢いで駆逐されていったのですが、抗生物質には大きな欠点があることが、やがて分かってきました。

一つは副作用です。アナフィラキシー(抗生物質を含むアレルゲンなどによって、複数の臓器に症状が起き、生命に危機を与える危険を及ぼす可能性のあるアレルギー反応)や不整脈といった、命に関わるような重大な副作用が明らかになったのです。

もう一つは耐性菌です。同じ抗生物質を使い続けていると、薬が効かない耐性菌が一定の割合で出現します。耐性菌が出現すれば、その抗生物質はあまり効かなくなったり、まったく効かなくなってしまいます。つまり、抗生物質には「使い続けていると効かなくなる」という、実に困った特徴があるわけです。

抗生物質が日本で普及したのは一九五〇年代から六〇年代にかけての時期で、その頃にはすでに抗生物質の欠点が明らかになっていました。しかし、多くの医者はそれでも抗生物質の濫用を続けました。

理由はまったく馬鹿げています。端的に言えば、それは「収益」のためです。当時の日本では、薬を処方すればするほど病院は儲《もう》かりました。製薬会社も儲かりました。だからむやみやたらと抗生物質が処方されたわけです。一九七〇年代の日本の製薬業界は抗生物質というヒット商品のおかげで、一兆円規模の巨大マーケットを作りました。

八〇年代に入ると、感染症学という学問はほとんど進歩を止めてしまいます。新しい抗生物質は次々と開発されているにもかかわらず……いや、開発のゆえに、というべきでしょうか。「感染症は抗生物質で治る」「だからもう研究はしなくていい」ということで、抗生物質の使い方にしても、感染症に関する臨床面の学問にしても、歩みを止めてしまったのです。

一方で、抗生物質の濫用は相変わらず続いていましたから、薬剤耐性菌は増えました。これについては、少し問題になりましたが、結局は「製薬会社がまた新しい抗生物質を作ればいい」ということで片付けられてしまいました。

感染症と入れ替わるようにして着目されるようになったのは、がんや脳卒中といった生活習慣病です。「これからは生活習慣病の時代だ」と言われるようになって、感染症はいわば過去の遺物になってしまった。

ところが、一九八〇年代に入るとMRSA（メチシリン耐性黄色ブドウ球菌）という耐性菌による死亡者が相次ぎ、臨床現場で大きな問題になっていきます。MRSAが発見されたのは一九六〇年代で、当時日本にあった抗生物質のほとんどはこの細菌に効きませんでした。

一九九〇年、このMRSAの院内感染によって夫を失った富家恵海子《とみいええみこ》さんという方が、『院内感染』（河出書房新社）という本を出版します。これをきっかけに、院内感染は社会問題化しました。しかし、耐性菌や院内感染にまつわる問題を改善していこうという取り組みは、二〇〇〇年前後までほとんどなされませんでした。

こんなことを言えば少なからぬ年配のドクターは腹を立てるでしょうが、一九八〇年代から二〇〇〇年前後までは、日本感染症史の「暗黒時代」です。専門家はいない。薬剤耐性菌が増えようが、医療事故が起きようが、そこには目を向けず抗生物質を濫用する。まさに暗黒時代です。

見よう見まねの医療

十九世紀の終わりから二十世紀の初めにかけて、感染症は日本の得意領域でした。ペスト菌を発見し、破傷風やジフテリアの血清療法を確立した北里柴三郎。赤痢菌を発見した志賀潔《しがきよし》。世界初の抗生物質を開発した秦佐八郎。そうした微生物学の巨人を、かつての日本は輩出しています。ところが、僕が日本に帰ってきた二〇〇四年、日本には感染症の専門家はきわめて少なかった。より正確に言うならば、「自称専門家」はいても、本当のプロの専門家は数えるほどしかいませんでした。どうしてそのような後退が起きてしまったのでしょうか。

一九八〇年代以降の「暗黒時代」がその理由の一つですが、もう一つの理由は日本医学がドイツを範として発展してきたことにあります。ドイツ医学では、専門分野を臓器で分けます。脳の専門家、心臓の専門家、腎臓の専門家といった具合に、体のパーツで分けるのです。しかし、感染症に特定のパーツはありません。脳にも心臓にも腎臓にも、感染症は起こります。ですから、抗生物質の時代がやって来たときには、「脳の専門家が脳の感染症に抗生物質を使う」とか「心臓の専門家が心臓の感染症に抗生物質を使う」といった形で、それぞれのパーツの専門家が我流で薬を出していました。

これはがんも同じです。日本にがんの専門家がいなかった時代は、たとえば肺の専門家である外科医が、見よう見まねで肺がんの薬を出していたわけです。そしてその結果、「薬の量を間違える」といった初歩的なミスを原因とする事故が起こりました。僕が研修医だった頃には、そういう事故が少なからずありました。

今でも「がんの化学療法は怖い」「化学療法をするくらいならば、何もしないほうがいい」というイメージを持っている人がいるのは、その時代の記憶が残っているからかもしれません。

感染症について臓器横断的な専門家が増えてきたのは、この一〇年くらいのことです。がんを横断的に診療する腫瘍内科医も近年、ようやく増えてきました。とはいえ、感染症のプロの数は依然として少ない。ほとんどの医療機関には感染症のプロがいない。だからこそ今回の新型コロナで、現場の医療従事者たちは困ったわけです。

足りないのは人だけではありません。たとえば「物資」です。新型コロナの感染者が急増した二〇二〇年四月、多くの医療機関では防護服が足りなくなり、ゴミ袋を切って代用しました。使い捨てマスクを使い捨てず、使い回しました。

そういう「オフレーベル」な、専用具を使わない感染対策しかできなければ、院内感染などとても防げません。そして実際に、院内感染があちこちで起こりました。検査のキャパシティも不充分なままです。

本書は日本にはびこっている「ＰＣＲ原理主義」の愚に反論する意図で書いた本ですが、必要なときに必要なだけの検査が行なえるキャパは準備しておかなければいけないのは言うまでもありません。しかしそれは、いまだに不充分です。

人が足りず、物が足りず、システムがない

システム面の不備もいろいろと明らかになりました。

新型コロナの第一波がやって来た当初は、保健所を介さなければＰＣＲが受けられませ

んでした。保健所を介さなければ、患者を入院させることも退院させることもできませんでした。そして、保健所と医療機関の連絡は、電話とFAXという前時代的かつ非効率な手段に限られていました。

システムについて最も重大な問題は、責任を持って意思決定をする専門家組織が日本にはないことです。よく知られているとおり、アメリカにはCDC（疾病予防管理センター）という組織があって、たとえばトランプ大統領が無茶な横槍《よこやり》を入れてきても、方針を変えることなく必要な施策を行ない、必要な情報を国民に向けて発信します。また、トランプ政権のコロナ対策チームのリーダーであるアンソニー・ファウチ国立アレルギー感染症研究所長も、トランプ大統領が「コロナはインフルエンザより怖くない」と言っている横から、「大統領の言っていることは嘘《うそ》です」と突っぱねる、尊敬すべきリーダーです。

イギリスやEU、中国や韓国などにもCDCはありますが、日本にはありません。ダイヤモンド・プリンセス号で感染者が続出していたとき、誰がどういう意思決定をしているのか、まるで分からなかったのはそのためです。

要するに、日本では人が足りず、物が足りず、システムがないわけです。

二〇〇九年に新型インフルエンザの問題が起きたとき、有識者会議の会長代理を務めていた岡部信彦《おかべのぶひこ》先生は、そのことについて指摘しています。日本には専門家が足りず、物資が足りず、検査のキャパは小さく、システムがない、これは改善しなければならないと、総括会議で発言された。僕も同じことを言いました。ところが最終的に「新型インフルエンザ対策はうまくいった」という話になってしまいました。うまくいったのは事実です。しかしそれは、たまたまです。いわば鎌倉時代の元寇《げんこう》のようなもので、偶然うまくいったにすぎない。

ところが、それはいつの間にか「日本人は偉い」という日本人礼賛、あるいは「みんながんばった」という美談にすりかえられてしまいました。事実の検証も、反省もなされませんでした。そして、あろうことか本来進むべき方向とは逆に行ってしまった。感染症研究所は予算をカットされ、CDCは作られず、保健所は統合されました。つまり、キャパシティ・ビルディングを必要としていた日本は、むしろキャパシティを減らしてしまったのです。なお、このようなキャパシティ削減策は現在の自民党・公明党政権だけでなく、往時の民主党政権も主導しましたし、地方で言えば大阪維新の会なども積極的に行ないました。新型コロナの問題はしばしば政争の道具に使われますが、これは党派性の絡む「◯◯党が偉い」とか「◯◯党はだめだ」といった問題ではありません。日本の政治家、そして官僚の多くが、判断を間違え続けたのです。

二〇一五年、韓国はMERS（中東呼吸器症候群）によって大きな被害を受け、その反省から韓国版CDCが改組、拡充され、キャパシティ・ビルディングが進みました。新型コロナの感染が広がったとき、一日一万件ものPCRができるキャパシティを持っていたのはそのためです。

中国は二〇〇二年、SARSの被害を受けました。その後、「このままではいけない」ということで中国版CDCが拡充されました。新型コロナの流行が始まった二〇二〇年、中国版CDCはいち早くウイルスの遺伝子型を特定し、感染状況を世界に発信しています。

「どちらがマシか」という発想

新型コロナの感染拡大を受けて、政府は専門家会議を立ち上げました。専門家会議はその後、分科会と名前を変えましたが、リーダーシップをとってコロナの問題にあたっているようには見えません。

四月七日、安倍晋三首相（当時）は緊急事態宣言を発出しました。その際に「七割から八割」という具体的数値を示し、「人との接触機会を減らしてほしい」と国民に呼びかけました。これについては、僕は評価しています。どちらも過去の日本になかったことで、一つの前進だと思うのです。

ところが、五月四日に緊急事態宣言が同月末まで延長されたとき、その根拠は語られませんでした。延長はなぜ二週間でもなく六週間でもなく、一ヵ月なのか。最初の緊急事態宣言で感染を抑え込めなかった原因は何なのか。さらに一ヵ月延長すれば感染を抑え込めるという根拠は何か。いずれの問題にも安倍首相も菅官房長官も加藤厚生労働大臣(いずれも当時)も言及しませんでした。

そうした問題に対して一つ一つ突っ込みを入れていくのが科学的営為というものでしょうが、専門家会議は政府が決めたことを追認するだけでした。経済再生担当大臣である西村康稔《やすとし》氏が新型コロナ対策担当大臣を兼務していることが象徴しているように、政府の主眼は経済対策にあります。コロナ対策は経済対策の下位概念にすぎません。本当は、コロナ対策は経済対策の前提なのですが。

おそらくこれからも、感染症の専門家がリーダーシップをとることはないでしょう。保健所にまつわるシステムの不備は、いくらか解決されました。検査のキャパも、第一波時に比べれば拡大しています。しかし、それは本質的改善ではありません。

感染症のプロの育成、医療全般のキャパシティ・ビルディング、日本版ＣＤＣの設立といった本質的改善について、僕はあまり期待していません。何かしらのマイナーチェンジは行なわれるでしょうが、「コロナ後の日本」は「コロナ前の日本」とほとんど同じままだろうと思うのです。

とはいえ、希望がないわけではありません。

日本は良くも悪くも空気が物事を決める国です。空気さえ変われば、意外にあっさりと大きな前進があるかもしれません。

新型コロナの流行によって、テレワークが普及しました。その普及のスピードは、きわめて速かった。オンライン授業もあっという間に実現しました。テレワークにしてもオンライン授業にしても、「それは無理だ」と言う人たちがコロナ前には少なからずいたけれども、やってみたら案外簡単にできたわけです。大都市圏の満員電車問題も、これを契機に解消に向かうかもしれません。

たとえばＺｏｏｍ会議について「ここが不便だ」とか「こういう欠点がある」と指摘することは、誰にでも簡単にできます。しかし、新型コロナに感染するリスクを負ってまで満員電車で通勤することと、画《え》や音がときどき途切れるＺｏｏｍ会議では、どちらがマシでしょうか。

未知の存在と対峙《たいじ》するときには、「どちらがマシか」という発想は絶対に必要です。何が正解なのか分からない状況においては、完璧を求めるべきではありません。「こっちのほうがマシ」という判断を積み重ねながら、一つ一つの問題点や欠点を改善していくしかない。何であれ新しい試みに完璧なスタートはありません。

そういう共通認識が広く日本に浸透すれば、僕の予想は良い意味で外れるでしょう。「どうせ何も変わらない」と岩田は言っていたけど、日本はこんなに良くなったじゃないか。そんな批判をされる日がいつか来ればいいのですが、どうでしょうか。

一九六一年のポリオ生ワクチン緊急輸入

最後に一つ、エピソードを紹介しておきたいと思います。

一九六〇年、日本でポリオ（急性灰白髄炎《かいはくずいえん》）の大流行が起こりました。北海道を中心に約五六〇〇人の患者が出たのです。

ポリオは神経に起こる感染症で、俗に小児麻痺《まひ》と呼ばれています。人間の糞便《ふんべん》中にいるポリオウイルスがその原因で、小児麻痺という俗称のとおり乳幼児に多い。発症してしまうと、有効な治療法は今もありません。一部の感染者には「歩けなくなる」などの重大な後遺症が残ります。

一九六〇年当時、日本では注射で打つ「不活化ワクチン」が予防接種に使われていましたが、このワクチンは効果が不充分で流行を抑えられませんでした。なおかつ、ワクチンの数が不足しました。

翌一九六一年六月、古井喜実《ふるいよしみ》厚生大臣は、「責任はすべて私にある」と言って、ソ連から一〇〇〇万人分、カナダから三〇〇〇万人分、合計一三〇〇〇万人分のポリオ生ワクチンを緊急輸入しました。生ワクチンというのは口から飲むワクチンで、不活化ワクチンよりも高い効果があります[i]。

しかし、当時はポリオ生ワクチンの安全性が懸念されていました。さらに法律上の問題があって、定期接種ができませんでした。にもかかわらず、古井厚生相の決断によって、当時の仮想敵国であるソ連からワクチンを輸入したわけです。輸入された一三〇〇〇万人分の生ワクチンは全国に無料で供給され、その約三ヵ月後の九月には、ポリオの大流行は終息しました。古井厚生相は決断にあたって、こんな談話を出しています（同年六月二十一日）。

「事態の緊急性に鑑《かんが》み、専門家の意見は意見としても、非常対策を決行しようと考えた矢

先、これらの方々もこのことに理解の態度を示してくれたことは何ほどか私を勇気づけた。責任はすべて私にある」ii

責任はすべて私にある——という言葉を、僕は現代の政治家には期待しません。役人にも期待しません。どちらかというと、現代社会においては「責任は俺が取る」という人は皆無で、むしろ「俺の責任ではない。俺以外の誰かの責任だ」と言い逃れるのがデフォルトになっているように思います。

しかし、実際には僕たちは常に責任を取り続けなければいけないのです。何をするにしても、あるいはしないにしても。

二〇二〇年十月、厚生労働省はずっと積極的勧奨を差し控えていたHPVワクチン（いわゆる子宮頸がんワクチン）の「情報提供徹底」を自治体に通知しました。その一方、「これは積極的勧奨ではない」という立場には固執し、自治体には「情報は提供せよ。だが、勧奨するな」という非常に無責任な要請をしました。古井氏の爪の垢でも煎じて飲ませたいところです。

僕も日々、自分にできることは何かと模索し、できることから一所懸命取り組んでいます。もちろん、己《おのれ》の責任は背負った上で、です。

医療とは関係ない一般のみなさんにも、「自分には何ができるのか」ということを一度は考えてみてほしいと思っています。

いずれにせよ、何もしないという選択肢はありません。まずは僕個人にできることをやるのみですが、医療とは関係ない一般のみなさんにも、「自分には何ができるのか」ということを一度は考えてみてほしいと思っています。

i　ポリオの生ワクチンは二〇二〇年現在、多くの先進諸国で使われていません。理由は副作用のリスクです。現在の主流は不活化ワクチンで、日本では二〇一二年から不活化ワクチンが定期接種に導入されています。

ii　「ポリオ生ワクチン緊急導入の経緯とその後のポリオ」平山宗宏（「小児感染免疫」Vol.19 No.2 189p, 2007）

第三章　どうして僕は「ＰＣＲ」原理主義に反対なのか

検査は間違える

あらゆる検査には間違いが起こります。

一般的な血液検査、ＣＴ、ＭＲＩ、ＰＣＲのような遺伝子検査。現代医学にはさまざまな検査がありますが、そのすべてに間違いが起こります。例外はありません。病気を見つけられないこともあれば、病気ではない人を「病気だ」と判定しまうこともあります。

ですから、医者は「検査が間違えている可能性」を常に加味した上で判断しなければいけません。たとえば新型コロナのＰＣＲなら、陽性という検査結果が「間違った陽性（偽陽性）」かもしれないというリスクを、必ず考えなければいけないわけです。

逆もまた然りです。ＰＣＲが陰性ということだけを根拠に「この人は感染していない」と決めつけることはできません。

新型コロナについての議論の多くは、ここを出発点にしないと不毛な議論にしかならないのですが、しかし実際には「偽陽性など存在しない」という、いわば「原理主義」とでも言うべき主張をする人がいます。

彼らに言わせれば、遺伝子を捕まえる技術は確立されている。正しい手順を踏めば、必ず正しい結果が出る。ゆえに偽陽性などは存在しない――たとえば生物系の基礎研究をしている先生は、そんなことをよく言います。正しい手順を踏めば、正しい結果が出る。それはそのとおりです。

ただし、それは検体を正しく採取し、検査室の環境を理想的に整え、必要に応じてバリデーション（検証）をくり返していけば——という前提付きでの話です。もし、そのような理想的環境と、時間的余裕があれば偽陽性が出る可能性はかぎりなくゼロに近くなります。

しかし、現実世界《リアルワールド》は実験室とは違います。

感染者が爆発的に増えると、検査技師さんの仕事も爆発的に増えます。問い合わせの電話がジャンジャン鳴って、検査室のスタッフ全員がバタバタして、疲れてもロクに休憩をとれず、お腹が空いても食事もできず、毎日遅くまで仕事をしているために睡眠不足になれば、当然ミスが出ます。場合によってはミスが多発します。

たとえば検体の汚染です。実験室で作業をしているときにでも、ウイルス遺伝子のある検体とウイルス遺伝子のない検体が混ざってしまうというミスは、昔からあります。ウイルス遺伝子のある検体を、ウイルス遺伝子のない検体と取り違えてしまうミスも、よくある古典的なミスです。

話はちょっと飛びますが、重力の法則というものがあります。「あらゆる物体が落下するスピードは同じである」「かのガリレオ・ガリレイは、ピサの斜塔の実験でそれを証明した」という話を、みなさんは学校で習ったはずです。

たとえば、一キログラムの鉄球と一ミリグラムの羽毛の落下スピードは同じです。ただし、それには「空気抵抗を無視すれば」という条件がつきます。

空気抵抗を無視すれば、どんな物体であれ同じ加速度で、同じスピードで、同じ時間に落下します。これは事実です。しかし、現実世界には空気があります。現実世界に生きている僕たちは、空気を無視できません。

理想環境下で正しい手順を踏めば、ＰＣＲの偽陽性は起こらない――。これはいわば「地球に空気がなければ羽毛も鉄球も同じ速度で落ちる」と主張するようなものです。リアルワールドのデータこそが、我々の感染対策に役立つデータなのです。

陽性・陰性の境界線

ＰＣＲでは「死んでいる遺伝子」を拾ってしまうことがしばしばあります。

その人の体内に、ウイルスはもういない。しかし、「ウイルスの死骸」は残っている。

そんなケースでもPCRは陽性になります。二〇二〇年六月、読売ジャイアンツの選手二人が「微陽性」と判定されました。彼らはおそらく、検査前に新型コロナに感染していたのでしょう。検査をしたときはすでに感染は終わっていて、抗体によって殺された遺伝子が引っかかったのだと思います。

その後、ジャイアンツの二選手はもう一回検査を受けました。結果は陰性でした。それから今日まで、彼らが発症したという報道はありません。つまりこれは、回復者が陽性と判定されたケースだと推測できるわけで、こういう形でも偽陽性が起こります。ちなみに、「微陽性」という言葉は医学の世界にはありません。しかし、それは言い得て妙なネーミングだと、あの報道が出たときに僕は思いました。

PCRは、ウイルスの遺伝子を見つける検査です。結果は陽性/陰性の二種類で示します。「不明」とか「微妙」といった結果はありません。

「この人の体内にウイルスがいる」と判定できるボーダーラインの数値を閾値《いきち》と言います。閾値を超えれば陽性で、超えなければ陰性です。

しかし、閾値というのは人間が恣意的に作った基準にすぎません。それはいわば、「身長が何センチ以上だと高身長」とか「体重が何キロ以上だと肥満」ということを、どこかの誰かが決めるようなものです。たとえば、僕の身長は一六六センチです。そこで「身長一六六センチ以上は高身長」「一六六センチ未満は低身長」という基準を僕が独断で作ったとします。それは僕という人間が恣意的に作った基準にすぎません。

　まあ、そこまで機械的にしないでも、同じ高身長にもいろいろな様相があります。身長二〇〇センチを超える「誰がどう見ても高身長」という人もいれば、僕のような身長でも「高身長」のカテゴリーに入る地域や国が世界のどこかにある（と、密《ひそ》かに希望しています）。

　ＰＣＲの閾値もこれと同じです。同じ新型コロナ陽性者でも様相はいろいろあって、「明らかな陽性者」もいれば、「ギリギリの陽性者」もいるわけです。

　陰性についても同じことが言えます。陰性という結果は「ウイルスがいない」という証明ではありません。「閾値を下回っている」ということです。本当にウイルスがいないのか、ＰＣＲでは感知できないレベルのごく少数のウイルスがいるのか。陰性という結果はその違いを指し示してはいないのです。

感度・特異度——完璧な検査は存在しない

　あらゆる検査は間違える。このことについて、もう少し説明を続けてみたいと思います。

図1
〈感度と特異度〉

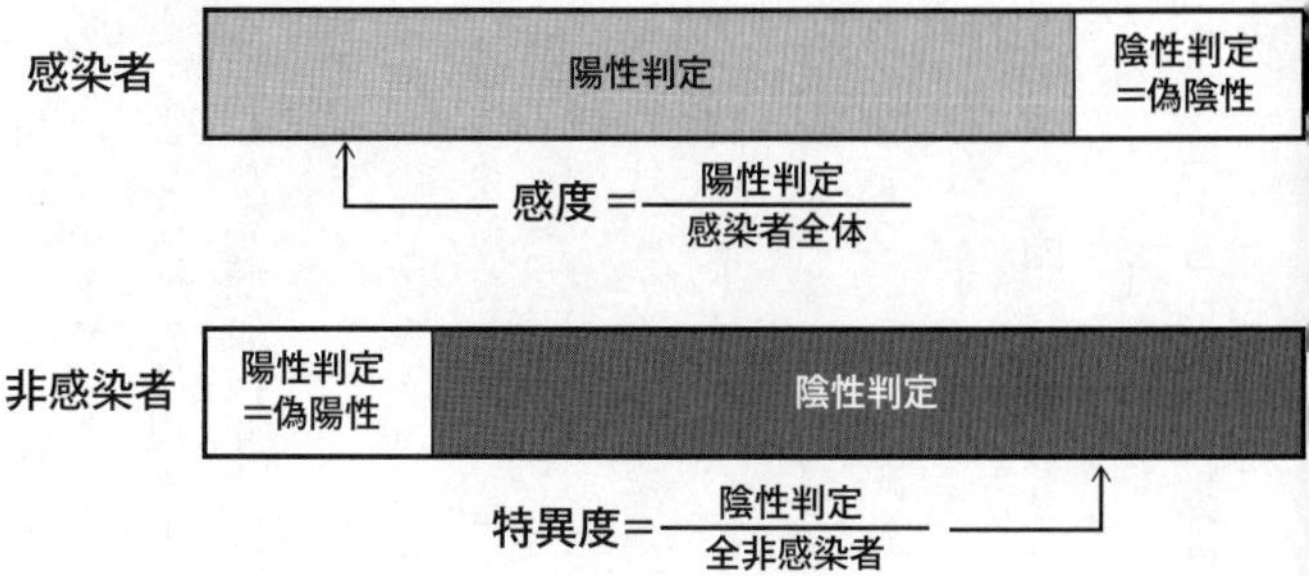

検査の正しさを示す指標に、「感度」というものがあります。これは「病気を見逃さない能力」のことです。たとえば感度一〇〇パーセントの検査なら、本当に病気がある人はすべて、陽性と判定されます。感度七〇パーセントの検査なら、本当に病気がある人が一〇人いたとき、そのうちの三人は陰性と判定されます。つまり、病気がある人を三人、見逃してしまうわけです。

もう一つ、「特異度」という指標があります。こちらは、病気ではない人を正しく「病気ではない」と判定する能力です。たとえば特異度一〇〇パーセントの検査であれば、本当に病気がない人はすべて、陰性と判定されます。特異度七〇パーセントの検査なら、本当に病気がない人が一〇人いたとき、そのうちの三人は陽性と判定されます。つまり一〇人のうち三人は、本当は病気ではないのに病気だと判定されてしまう。

感度一〇〇パーセント、特異度一〇〇パーセントの検査は、もちろん理想的です。しかし、そのような検査は現実世界には存在しません。これから先、どんなに科学が進歩しても、そうした完璧な検査法は開発されないでしょう。

それはなぜか。

ある検査の感度を上げるためには「病気と判定する基準」、つまり閾値を下げていくことになります。たとえば、「一万個以上のウイルス遺伝子が検体から見つかれば陽性」という基準があったとして、それを「一〇〇〇個以上のウイルス遺伝子が見つかれば陽性」と変更すれば、「本当に病気の人」を見逃してしまう確率は、理論的には下がります。

しかし閾値を下げると、特異度も下がってしまうというジレンマが起きるのです。「あなたは病気ではありませんよ」と判定されたけれども、「実は病気だった」という人が増えてしまう、という現象が起きるのです。つまり、感度と特異度はトレードオフの関係にあるわけです。

たとえば、「頭に頰《ほお》かむりをして風呂敷を背中に担《かつ》いでいる男を泥棒とする」という「基準」を作ったとしましょう。これじゃ、ほとんどの泥棒は見逃してしまいそうです。よって、「キョロキョロしている男は泥棒だ」と基準の閾値を下げます。こうすれば、相当数の泥棒は捕まえることはできるかもしれません。でも、当然ですが、キョロキョロしていても泥棒ではない男だってたくさんいるでしょう。トイレを探しているだけだった、とか。よって、基準を下げれば「見逃し」は減りますが、「冤罪《えんざい》」はトレードオフとして増えてしまうのです。

かなり、分かりやすい喩《たと》えで説明したつもりですが、これでも理解していただけないことは多いです。

なぜ「当たり判定」(感度)の精度を上げると、誤判定の割合(特異度)も上がってしまうのか――この「感度/特異度」問題については、実は医学生でもきちんと理解できていない人がたくさんいます。僕自身も腑《ふ》に落ちるまでは何年もかかりました。

ですから、一般の読者のみなさんが完全に理解しようとする必要は必ずしもありません。「病気ではない人が陽性と判定されることもあれば、病気の人が陰性だと判定されることもある。それはあらゆる検査で避けられないことだ」

そういうざっくりとした理解で充分です。ちなみに、新型コロナのＰＣＲは感度が低いことがよく知られています。つまり、ウイルスに感染しているのに陽性にならないケースがたくさんある。

世界最高レベルの医学専門誌『ニューイングランド・ジャーナル・オブ・メディシン』に掲載された論文[i]において、執筆者たちは「PCRの感度は七〇パーセント」と見積もっています。僕の体験的実感でも、だいたいそんなところかなと思います。

もう一度くり返しますと、感度七〇パーセントの検査においては、一〇人の感染者（本当の陽性者）のうち三人が陰性と判定されます。一〇〇人のうち三〇人、一〇〇〇人のうち三〇〇人の「本当の陽性者」が「あなたは新型コロナに感染していません」と判定されてしまうわけです。

「聞くこと」が一番大切

さてそれでは、検査結果という不確かなものに対して、医者はどう向き合えばいいのでしょうか。

結論から書きます。

最も大切なのは「医者が患者さんの話をよく聞くこと」です。

たとえば、目の前にいる患者さんは微熱が二日続いているとします。軽い咳《せき》も二日前から続いているとしましょう。それだけのデータでは、その患者さんが新型コロナに感染しているかどうかは熟練の医者でも判断できません。といって、それをただの風邪と断定することもできません。

だから愚直、丁寧に患者さんの話をよく聞くのです。

その人が住んでいる地域に新型コロナの流行は起きているのかどうか。その人はクラスターが発生した場所に行ったことがあるのかどうか。クラスターが発生した場所にいた人と濃厚接触したことがあるのかどうか。いわゆる「三密」が発生する場所に最近行ったのかどうか。

そういうことを根ほり葉ほり聞くわけです。

なおかつ「この人は嘘《うそ》をついているかもしれない」ということを常に疑います。

たとえば「あなたは最近キャバクラに行きましたか」と聞いたとき、「そんなところには生まれてこのかた一度も行ったことがない」という答えが返ってきたとしても、ただちに信じたりはしないわけです。その言葉が嘘かもしれないという前提で細かい質問をさまざまに重ねて、真実につながるヒントを探します。「い、い、いえ、キャバクラなんて、そんなところ……い、い、行っていません！」みたいな口調とか。

これは他の感染症の診察でも同じで、たとえばＨＩＶ（ヒト免疫不全ウイルス）の感染が疑われる人には、日常的な会話ではしないような質問を山のようにぶつけます。医者とは実に因果《いんが》な稼業なのです。

あなたは最近セックスをしましたか。セックスをした相手は男ですか、女ですか。そのときにコンドームをつけましたか。そのときにアナルセックスはしましたか。アナルセックスでは受ける側でしたか、挿入する側でしたか。

そんなふうに詳細に聞くのです。聞き取りは、場合によっては数十分にも及びます。微《び》に入《い》り細《さい》を穿《うが》って相手を知る努力を重ねないと、診断も治療もできないからです。

ましてやＨＩＶの場合、パートナーがいるのであれば、その人もかならず診察室に来てもらわないとなりません。彼／彼女が感染している可能性はもちろん、その彼／彼女には別のパートナーがいるかもしれないから、事は重大です。

医者という仕事は、人間に対する洞察力がないとできない仕事です。それは感染症の医者にかぎった話ではありません。

たとえば糖尿病の医者なら、患者さんの食生活を把握しなければいけません。精神科の医者なら、患者さんの人間関係や職場環境、家庭環境をできるかぎり把握しなければいけない。あるいは心臓の医者だったら、「その患者さんはなぜ心臓に悪いと知っていながら、タバコがやめられないか」ということも知っておく必要があります。

検査をして、薬を出す。それだけで事が済むのであれば、医者なんて楽な仕事です。そんなことは、いずれＡＩが全部やってくれるようになるでしょう。

検査の価値も意味も「事前確率」によって変わる

患者さんの話を、できるかぎり詳しく聞く。

これは専門用語で言い換えるならば、「事前確率」を推定する作業でもあります。

事前確率とは「検査前の患者さんがその病気を持っている確率」のことです。

この定義だけでは分かりにくいでしょうから、先ほど例に挙げた患者さんのケースで説明してみましょう。

微熱と軽い咳が二日続いている患者さんがいます。その人が住んでいる地域ではここ何ヵ月も一人の感染者も出ていません。その人は一人暮らしで、三ヵ月前からずっとリモートワークをしています。それから、「連日の報道を見ているうちにコロナ恐怖症になってしまって、趣味のジョギングも今はやめています」と言っています。その言葉が事実なら、三密が発生する場所には行っていないだろうと推察できます。

この場合、事前確率はきわめて低いと僕ならば判定します。

そこで、その人には自宅で療養してもらうことにします。検査はしません。事前確率が極端に低いときに検査をすると、間違った結果が出ることが多いからです（このことについては後でまた説明します）。

事前確率について、もっと極端なケースを考えてみましょう。狂犬病という病気があります。イヌやコウモリなどに噛《か》まれることで感染する病気で、発症後の死亡率はほぼ一〇〇パーセントという恐ろしい病気です。

狂犬病の症状はたくさんありますが、その一つに「急に動けなくなってしまう」というものがあります。しかし、「急に動けなくなってしまった」という人が救急車で運ばれてきたとき、感染症医である僕はその人が狂犬病である可能性を最初から排除します。

どうしてかといえば、一九五六年以降、日本国内では狂犬病患者は一人も出ていないからです。つまり、海外への渡航が極端に制限されている二〇二〇年の日本において狂犬病の事前確率は限りなくゼロに近いのです。

ただし、狂犬病は今でも世界中にある感染症で、アメリカのような先進国でもときどき感染者が見つかります。インドでは年間二万人以上が狂犬病で亡くなっています。ですから、救急車で運ばれてきた患者さんが「昨日インドから帰国したばかりだ」という事前情報があったときは、狂犬病を考慮する必要はあります。

しかし、そうした事前情報がない場合は、「ウイルスがいるかどうか検査をしよう」とか「とりあえず隔離しよう」などとは考えません。「急に動けなくなる」という症状がある他の病気、たとえば脳梗塞についてアプローチするのが正しい医療のあり方です。狂犬病検査をしている時間があったら、脳梗塞の可能性を考えて行動したほうがずっとその患者さんにとってもいいはずです。

もう一つ、季節性インフルエンザの例で考えてみましょう。ある日、僕の勤務する病院にインフルエンザが疑われる男の子がやって来ました。季節は冬で、インフルエンザが全国的に流行っています。

昨日、その子のクラスではインフルエンザになった生徒が一〇人を超えて、学級閉鎖になりました。そして今日の朝、その子が熱を出した。「喉が痛い」「体の節々が痛い」と、彼は訴えています。

この場合の事前確率はきわめて高い。

ですから、真っ先にインフルエンザを疑います。ウイルスがいるかどうかを調べます。

そして、かりに結果が陰性だったとしても、事前確率を重視して「この子はインフルエンザだ」という前提で対応します。インフルエンザの検査だって間違うこともあるからです。

事前確率は、あらゆる診断において考慮しなければなりません。検査の価値も、検査の意味も、事前確率によって変わります。それが臨床医学の基本中の基本です。この基本を無視したまま検査の是非を論じても、不毛な議論にしかなりません。

自分が間違っている可能性

僕たち感染症医は、たいていは疑り深い人間です。まず検査を信用しません。状況によっては患者さんが言っていることすら疑います。「厚労省のガイドラインはデタラメを言っているのではないか」と疑うこともあれば、「アメリカCDCのガイドラインを読めば真実が分かる」などとも考えません。

何事にも疑いの目を向けるのは、真実を知るためです。どうすれば真実に近づくことができるのか。一生懸命に考えれば考えるほど、疑り深くならざるをえないのです。真実を知ることはそれほど難しい。疑って、疑って、疑ってかかることが真実への近道です。

当然のことながら、自分自身も疑います。

つまり「自分が間違っている可能性」を常に考えるということです。

ここに新型コロナと判断されて入院している患者さんがいたとします。彼はもう二週間ほど病院にいて、見たところ元気になっています。PCRをしたら陰性になりました。そして、その病院には患者さんが増えています。つまり、家に帰せる人はできるだけ帰したい。

そういうケースで第一に考えるのは「その人にまだ感染性が残っているリスク」です。もしも、その人が寝たきりの高齢者と同居しているのなら、すぐに家へ帰すわけにはいきません。ここは慎重に対応しないとなりません。重症化のリスクが高い人に、新型コロナをうつしてしまうかもしれないからです。

でも、その人が一人暮らしをしているのなら、かりに感染性が残っていたとしても、人にうつすリスクはさほど高くありません。ですから、退院してもらいます。もちろんすぐに職場復帰はするべきではなくて、しばらく自宅療養をしてもらいます。家に帰った患者さんが再び熱を出して、検査をしたら陽性になった――ということがときどきあります。「この人は家に帰してもいい」という医者の見立てが間違ってしまうことが時にあるわけです。そういうケースでは再入院をしてもらうこともあります。いったん退院して、また入院するというのは、患者さんには迷惑な話でしょう。「なんで俺を退院させたんだ」と、腹を立てる人もいるかもしれません。しかし、それはときどきしか起こらないことです。そして、再入院のダメージはさほど大きくない。回復した患者さんにはいずれ必ず退院してもらわないといけないのですから、「この人にはもう感染性が残っていないだろう」という判断ができて、なおかつその判断が間違っていたときのダメージが小さいのなら、退院させてもいい。

これとは逆のケースが、ICU（集中治療室）にいる患者さんの隔離解除です。ICUにいる患者さんがPCR陰性になったとしても、それだけを根拠に隔離解除をしてはいけない。なぜか。

そこでしくじってしまったときのダメージがきわめて大きいからです。PCR陰性だけを根拠にICUの患者さんを隔離解除すると、最悪の場合、院内感染が起こります。重症患者が多いICUで院内感染が起きれば重症化、死亡リスクは高くなりますし、医療従事者の間で感染が広がれば、ICUの維持が困難になりかねません。医療崩壊のきっかけにだってなり得るのです。

マシに間違える、という発想

新型コロナの第一波が来たとき、いくつかの病院で院内感染が起こりました。入院患者が亡くなったり、医療スタッフに感染が広がったり、あるいは院内感染が発生した病院が機能不全に陥ったりしたわけです。一つの病院が患者を受け入れられなくなれば、地域全体の医療が逼迫《ひっぱく》してしまいます。

だからこそ、ICUの患者さんの隔離解除には慎重のうえにも慎重を期さないといけないのです。

かりにその患者さんがすっかり回復していて、体内からウイルスがいなくなっていた場合、隔離を続けるのはもちろん誤った判断です。しかし、その誤った判断によって生じるダメージは——院内感染が起こることに比べれば——ずっとずっと小さい。

われわれ医者は「間違えないこと」よりも「マシに間違えること」を考えます。これもまた感染症にかぎった話ではありません。

たとえば、心筋梗塞の疑いがある人が病院に来たとき、その人を家に帰すかどうかという判断は、その人の生死に直結します。

ですから、その人が高齢者で、高血圧で、喫煙者で、「胸の前が押されるように痛い」

と言っているのなら、つまり事前確率が高いのなら、入院してもらいます。心筋梗塞の検査は、結果が出るまでに一晩くらいかかりますから、ともかく入院してもらうわけです。

検査の結果が出て、心筋梗塞ではなかった場合、その人はムダな入院をしたことになります。「丸一日拘束されて、お金も余計にかかった。どうしてくれるんだ」と、その人は医者に文句を言うかもしれません。

しかし、それはたいしたダメージではありません。心筋梗塞の患者さんを誤って家に帰してしまえば、その患者さんが死んでしまうリスクがあるのですから。

つまり、間違えること自体は問題ではないのです。いい間違い方をすることが大事で、悪い間違い方だけはしないようにすればいい。

もちろん、検証は必要です。それは本当に正しい判断だったのかどうか、あとで正しく検証して、反省すべき点は反省し、改善すべき点は改善しなければいけない。しかし、判断を迫られているそのときは、一〇〇パーセント正しい選択肢が何かは分かりません。分からないからといって「一週間考えてから決断する」とか「来月まで決断を保留する」なんてこともできません。医者は臨床現場で、その瞬間その瞬間に判断をくり返していかなければならない。

だからこそ自分を常に疑い、「間違ってしまったときのダメージはどれくらいか」ということを考えるのです。

ベストタイミングは誰にも分からない

新型コロナの特性は、その発生からほぼ一年経っている現在でも、分かっていないことのほうが多いのですが、第一波の結果分かったことがいくつかあります。その一つがロックダウン（都市封鎖）の効果です。二〇二〇年三月、イタリア、イギリス、フランス、スペインではロックダウンが行なわれました。その時点ではロックダウンの効果はまったく分かっていませんでした。しかし、六月になってから感染者が劇的に減ったことが明らかになっています。日本では四月七日に緊急事態宣言が出て、安倍首相は「人との接触機会を七割から八割減らしてほしい」と国民に呼びかけました。

しかしその後の検証で、実は東京では三月下旬から感染者が減り始めていたことが分かりました。そして、それを根拠に「緊急事態宣言なんて必要なかった」という批判が、五月下旬あたりから出てきました。

そうした批判をすること自体を、僕は否定しません。けれども、四月上旬の東京で感染者数のピークが過ぎていたことは、そのときには分かっていませんでした。感染者がさらに増える恐れもあったし、だらだらと減っていくかもしれないという予測もあった。

実際はだらだらと減っていきました。四月七日に緊急事態宣言を出すくらいなら、そもそも出さないほうがよかったという意見も、一つの考え方ではあると思います。

しかし、それは未来を考えるときの材料にすべきではありません。ロックダウンのベストタイミングなんてその時点では誰にも分からないのですから、「危ない」と判断したらただちに実行すればいい。

別の言い方をすれば、そのときそのときでマシに間違えていけばいい。

緊急事態宣言を出すのが早すぎたら、「そんなものは必要なかった」という批判がたくさん出るかもしれません。緊急事態宣言が遅すぎれば、死なずにすんだ人がたくさん死ぬかもしれない。どちらがマシなのか。答えは言うまでもないでしょう。

前述のとおり、ロックダウンに大きな効果があることは、すでにイタリアやイギリスなどで行なわれた調査によって明らかになっているのです。したがって、今後もしも日本に危機的な状況がやって来たときは、ためらわずに緊急事態宣言を出すべきです。

緊急事態宣言を出したけれど、どうも感染拡大は起こっていないようだ——。そう判断したら、すみやかに解除すればいいのです。

そのときには当然批判が出るでしょう。「政府はムダに国民経済を停滞させた」という批判がメディアや野党から出る。しかしそれは、緊急事態宣言を出さなかったために感染者や死者が激増することに比べれば、ずっと小さなダメージです。そして短期間で解除した宣言の経済に与えるダメージも最小限に済みます。できるだけ正しく、けれども間違えたらすぐに認めて方向転換。これが大事です。

未知のウイルスと対峙《たいじ》しているときは、朝令暮改は批判されるべきではありません。間違いだと気づいたら、一分でも早く修正しなければならない。

何より恐ろしいのは「自分は絶対に間違えない」という錯覚です。政治家や官僚にはどうかそのような錯覚に陥らないでほしいものです。

ウイルスだけ見てもうまくいかない

先日、ある雑誌の記者さんからこんな質問を受けました。

「陣痛が急に来た妊婦さんが病院に運ばれてきたとき、ＰＣＲはするんですか？」

その答えは、事前確率に関わります。

その妊婦さんが暮らしている地域に流行が起きていなくて、なおかつ彼女が過去にクラスターが発生した場所に行ったことがなく、発熱や咳といった症状が出ていないのなら、そもそも僕は検査をしません。新型コロナの可能性を疑わないわけです。

その妊婦さんには普通に入院してもらって、普通にお子さんを出産してもらいます。

その妊婦さんの暮らしている地域で流行が起きているとか、彼女がクラスターの発生した場所にいたとか、あるいはクラスターの中にいた人と濃厚接触があったのなら、新型コロナを疑います。徹底的に疑う。具体的には、その妊婦さんを隔離します。彼女と接するときは防護服をつけます。

もちろんPCRをしますが、結果が陰性だったとしても、場合によっては、隔離は続けます。検査陰性は、コロナ感染非存在証明ではないからです。

彼女はどういう妊婦さんなのか。どこで、どのような生活を送っているのか。それを抜きにして「妊婦さんにPCRは必要だ」とか「必要ではない」という議論をしても、まったく意味がありません。くどいようですが、判断の根拠は患者さんに対する認識に求めるべきです。その判断がPCRの結果によってブレてはいけません。

「微生物学と感染症学は密接にリンクしている」

と、僕はよく学生たちに言います。微生物学とは、その名のとおり微生物（ウイルスや細菌など）を対象とする学問です。感染症学は患者を対象とする学問です。対象とするものが違うわけですが、この二つの学問を切り離してしまってはいけません。感染症の原因は微生物ですから、感染症をよく知るためには、もちろん微生物をよく知る必要があります。

ただし、微生物だけを見てはいけません。患者さんを理解せず、微生物だけを扱ってもうまくいかないからです。

たとえ薬の評価であっても、試験管に薬をふり入れてそこにいる微生物が死んだかどうかを調べるだけでは、われわれ医者の目的は達成できません。患者さんがその薬を飲んだとき、治ったかどうかを指標にしなければいけない。そして、両者は必ずしも一緒ではありません。試験管に薬を入れて微生物が死んだからといって、その薬で患者さんの病気が治るとはかぎらないのです。患者さんと試験管はまったく違うものだからです。

実験室でＰＣＲをやって新型コロナウイルスの遺伝子を捕まえることと、患者さんの鼻から検体を取ってＰＣＲが陽性になることも同じではありません。両者を一緒にしてしまうと診断にも治療にも間違いが起こります。

事前確率とベイズの定理

ここでいったん立ち止まって、先ほどから僕が使っている「事前確率」とはどういうものなのか、もう少し詳しく説明してみたいと思います。話がいきなり飛んでしまって申し訳ないのですが、統計学の定理の一つに「ベイズの定理」というものがあります。十八世紀の数学者トーマス・ベイズによって示された定理です。

なかなか難しい定理で、世に広く理解されるようになるまで一〇〇年以上かかりました。今でも理解できない人はたくさんいます。統計学の大御所ロナルド・フィッシャー（一八九〇～一九六二年）は二十世紀に活躍した人ですが、彼でさえ「ベイズの定理は理解できなかったし、納得できなかった」と言っています。

事前確率は、このベイズの定理で示された概念です。したがって、事前確率とは何かという詳しい説明をするには、まずベイズの定理を説明しなければなりません。ベイズの定理とは何か。できるだけ単純に説明すると、「結果から原因を推定する方法」です。これはいろいろなことに応用ができて、たとえば「その人が新型コロナに感染しているかどうか」という推定にも用いることができます。数式で表すとこうなります。

事前確率×尤度《ゆうど》=事後確率

たいていの人は、この数式を見ても何のことやら、まるで分からないでしょう。まずは言葉の説明をします。

事前確率とは「検査前の確率」です。検査を受ける前、その人が新型コロナに感染している確率はどれくらいなのか。その見積もりが事前確率です。

尤度とは「尤《もっと》もらしさ」を表す数値で、このケースではＰＣＲの感度／特異度から算出します（計算式は複雑なので省略します）。

事後確率とは「検査後の確率」です。検査をしたあと、その人が新型コロナに感染している確率はどれくらいなのか。その見積もりが事後確率です。これでもたぶん何のことだか分からないでしょうから、具体的に例を挙げて説明してみましょう。

間違いはどれくらい起きるか

二〇二〇年五月末から六月末までの一ヵ月間、僕が住んでいる神戸市では新型コロナの感染者は二人しか見つかりませんでした。

でも、もしかしたら神戸市には他にも感染者がいたかもしれません。本当は一〇人の感染者がいたけれども、見つかったのは二人だけだったのかもしれない。あるいは、本当は五〇人の感染者がいたかもしれない。
　真実は誰にも分かりませんが、あえて多めに見積もってかりに一五〇人の感染者が隠れていたと考えてみましょう。神戸市の人口は約一五〇万人です。そのうちの一五〇人が感染していると仮定すると、神戸市民の感染確率は一万分の一、つまり〇・〇一パーセントです。

　そんな状況のもと、神戸市在住の妊婦さんが病院に運ばれてきたとします。新型コロナが疑われるような症状は出ていませんが、「念のため」という理由でＰＣＲを受けてもらいました。すると陽性という結果が出ました。この場合、「陽性という検査結果が正しい確率」はどれくらいなのか。まず、事前確率は〇・〇一パーセントです。くり返しになりますが、これは多めに見積もった数字です。

　ＰＣＲの感度／特異度については、先ほど紹介した医学論文[ii]では「感度は七〇パーセント、特異度は九五パーセント」と見積もっています。分科会の尾《お》身茂《みしげる》先生は二〇二〇年七月六日の記者会見で、ＰＣＲの感度は七〇パーセント、特異度は九九パーセントと仮定していました。

「ＰＣＲの精度がそんなに低いはずはない」という意見もあるでしょうから、ここでもあ

図2
〈ベイズの定理 その1〉

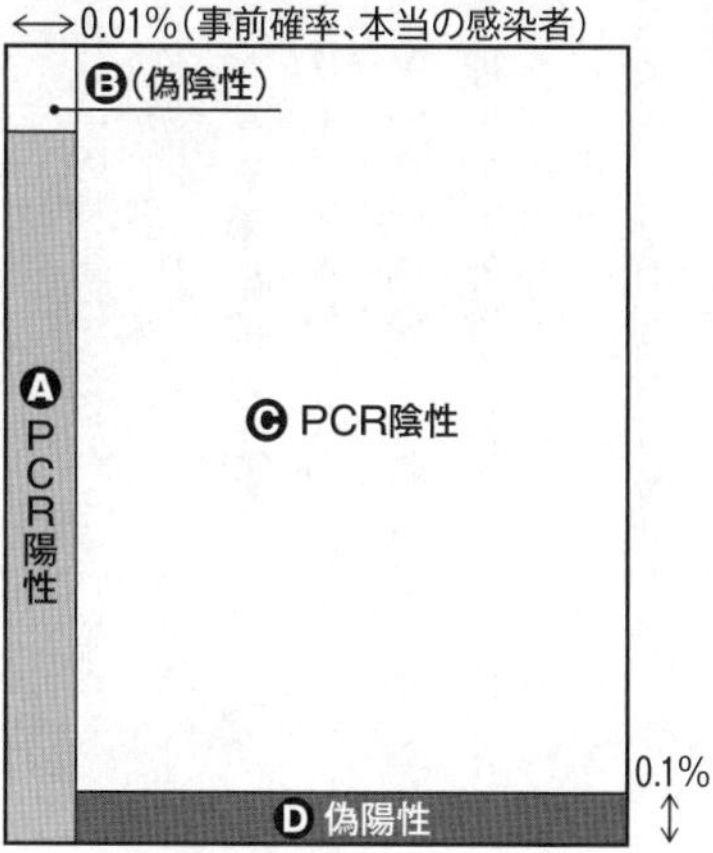

PCR検査を受けた人全員＝図全体
そのうち、
本当の患者＝Ⓐ＋Ⓑ
（全体の0.01パーセント＝事前確率）
感染なしの人＝Ⓒ＋Ⓓ
これを感度、特異度で表現すると

感度：$\frac{Ⓐ}{Ⓐ+Ⓑ}$×100＝90パーセント

特異度：$\frac{Ⓒ}{Ⓒ+Ⓓ}$×100＝99.9パーセント

検査における陽性適中率は

$\frac{Ⓐ}{Ⓐ+Ⓓ}$×100＝8.3パーセント！

（図形の比率は、分かりやすくするために誇張されており、正確ではありません）

えてPCRを過大評価して、感度九〇パーセント、特異度九九・九パーセントと仮定してみましょう。

事前確率〇・〇一パーセント、PCRは感度九〇パーセント、特異度九九・九パーセント。そう仮定して、ベイズの定理の数式に当てはめて事後確率を計算すると、どうなるか。

答えは八・三パーセントです。

つまり、陽性と判定されたその人が新型コロナである可能性は八・三パーセントしかありません。事前確率が〇・〇一パーセントだったとき、陽性という結果は九〇パーセント以上の確率で間違っているわけです。

「念のため」の検査はやるべきではない

偽陽性の問題について、僕は今までＨＩＶ検査で何度となく経験してきました。出産前の妊婦さんや手術前の患者さんに「念のため」という理由で――事前確率は高くないのに――ＨＩＶ検査が行なわれることがしばしばあります。

ＨＩＶの検査は感度／特異度がともに高く、すぐれた検査です。しかし「念のために」という理由で事前確率の低い人を検査したとき、陽性結果のほとんどは「ガセ」になります。

ですから、出産前や手術前にルーティンでＨＩＶ検査をするべきではありません。事前確率を見積もって、高いと判断したときだけ検査をすればいい。しかし実際は、ルーティンで検査することが多い。

陽性反応が出ると、こんな連絡が来ます。

「岩田先生、大変です。手術前の患者さんに念のためＨＩＶ検査をしたら、陽性でした。うちの病院ではＨＩＶは診られませんから、すぐにそちらに転院させます」

それで転院してきた人が本当にＨＩＶに感染していた事例は、ごくわずかしかありません。圧倒的多数はガセ、つまり偽陽性です。

「あなたの検査結果はＨＩＶ陽性です」

そう言われた患者さんは、大ショックを受けます。頭の中が不安でいっぱいになります。患者さんのご家族にしても、それは同じだと思います。

そうした苦痛は、まったく必要のない苦痛です。そしてまた、僕たち感染症医は偽陽性という理解しにくい問題について、細かく詳しく患者さんに説明して、安心してもらわなくてはなりません。

新型コロナのＰＣＲで偽陽性が出たケースでも、同じようなムダが生じます。間違って陽性と判定された人は、入院や宿泊施設での隔離といった無意味な行為を強いられます。その結果、本来入院しなければならない人のスペースが足りなくて、入院しそびれてしまうことも起こりかねません。

事前確率が〇・一パーセント未満で、なおかつ無症状の人には、どんな検査であれ「念のため」は無用です。それはむしろ、有害ですらあります。にもかかわらず「手術前だから」「出産前だから」という理由でルーティンの検査が今でも行われているのは、ベイズの定理を知らない医者が少なからずいるからです。

「全国の入院患者すべてにPCR」は大間違い

話はまたちょっと飛びますが、根拠のあるデータに基づく医療を「エビデンス・ベースド・メディスン（EBM）」といいます。EBMの反対は、医師個人の経験や、実験室でのデータにしたがって行なわれる診療です。つねに知識を最新の研究成果にアップデートするように心がけて治療や検査などを行ない、かりにミスが起きた場合、「なぜ、そうしたミスが起きたのか」をみなで検討して、今後のプロセス改善にフィードバックする——そうした一連の治療態度をEBMと呼びます。この考え方が普及してきたのは二十一世紀になってからだとも言われています。

さて、問題の「ベイズの定理」はEBMにおける有力な診断ツールの一つで、近年では医師国家試験に出題されるようになりました。

しかし、僕が医学生だった頃はEBMを教えていない大学が大多数だったと思います。幸い、島根医大では福井《ふくい》次矢《つぐや》先生（現・聖路加国際病院病院長）が非常勤講師としておいでになり、当時新しかったこのコンセプトの触りのところを講義されていました。が、これとて時間の制約もあり、しっかりと教わってはいませんでした。

EBMが日本の医学部でちゃんと教えられるようになったのは、おそらく二十一世紀になってからでしょう（この「ちゃんと」というのが大事です）。

つまり、現時点で、中堅からシニアの医者たちは、独学で勉強していないかぎり、ＥＢＭもベイズの定理も知らないわけです。

「日本全国すべての病院のすべての入院患者にＰＣＲをするべきだ」。第二波がやって来る以前、そんな意見があちこちから出ました。そういう意見を医療雑誌で表明した医者もいます。結論から言えば、「全国の入院患者すべてにＰＣＲ」は、やるべきではありません。それは無意味であるだけでなく、有害ですらあるからです。ＥＢＭを無視した考えです。

すでに述べたように、全国の入院患者すべてにＰＣＲを行なえば、検査技師さんの負担は激増します。すべての入院患者にＰＣＲをするということは、すべての入院患者のコロナ感染を疑うということです。したがって、主治医も担当看護師も防護具をつけて対応しなければいけません。患者さんを個室に隔離するといった、感染防御もしなければならない。

そこまでの労力を費やしたとしても、正しいことは分かりません。間違った結果による混乱も起こります。

誤解のないように書いておきますが、僕は「無症状の人に検査をするな」と言っているわけではありません。

たとえば、「クラスターが発生した場所にいたけれど、今のところ症状は何も出ていない」という人は、無症状ですが検査を考慮してもいいでしょう。「クラスターの中にいた人と濃厚接触したけれども、今のところ無症状」という人にも検査は検討されるべきです。クラスターの追跡で無症状の人にＰＣＲをするのは、少なくとも合理的です。それはある程度、事前確率も高いわけですから、一つの戦略として成立します。

しかし「病院に入院している」という理由だけで、無症状者の検査をする必要はまったくありません。その病院で一人の感染患者も出ていない段階で行なう検査は事前確率を検討していないのですから、ＰＣＲであれ、抗原検査であれ、抗体検査であれ、失敗します。「入院患者全員にＰＣＲ」を提唱する医者に、まさか悪意があるとは思えませんから、おそらく彼らはＥＢＭやベイズの定理について勉強をしていないのでしょう。

ベイズの定理はなぜ有用なのか

話をまたＰＣＲに戻します。先ほど例に挙げたのは、事前確率が低い患者さんのケースでした。事前確率が極端に低いときは陽性という結果の九割以上が間違いだと推定される

図3
〈ベイズの定理 その2〉

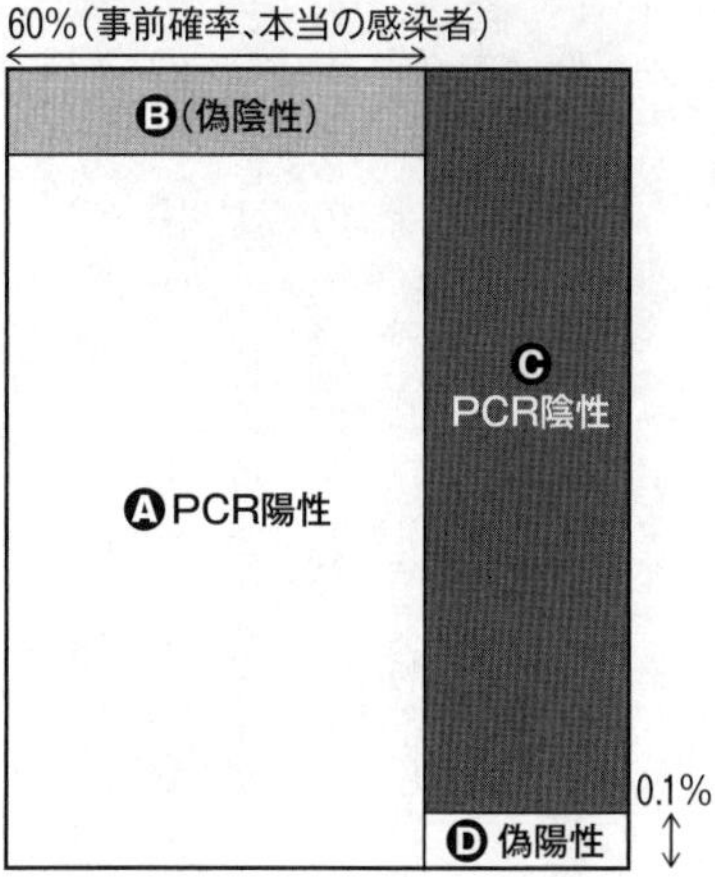

PCR検査を受けた人全員=図全体
そのうち、
本当の患者=Ⓐ+Ⓑ
(全体の60パーセント=事前確率)
感染なしの人=Ⓒ+Ⓓ
これを感度、特異度で表現すると
感度：Ⓐ/(Ⓐ+Ⓑ)×100=90パーセント
特異度：Ⓒ/(Ⓒ+Ⓓ)×100=99.9パーセント
検査における陰性適中率は
Ⓒ/(Ⓑ+Ⓒ)×100=13.1パーセント
つまり陰性と判定されても
86.9パーセントはハズレ(陽性)
(図形の比率は、分かりやすくするために誇張されており、正確ではありません)

わけですが、それでは事前確率が高い人の検査結果についてはどうなるのでしょうか。

目の前に新型コロナが疑われる患者さんがいます。事前確率は一〇パーセントとしましょう。同じような患者さんが一〇人いたら、一人は感染者であるという程度の事前確率です。PCR検査の結果は陽性でした。このときの事後確率、つまり「その人が本当に陽性である確率」を計算すると、どうなるのか。

答えは九九パーセントです。

したがって、その人はまず間違いなく新型コロナに感染していると診断して、僕たちはその後の対応を検討します。

発熱があり、咳があり、「喉が痛い」「味覚がない」と訴えている患者さんがいたとします。その人が住んでいる地域では、新型コロナが流行しています。事前確率は六〇パーセントとしましょう。PCR検査は陰性でした。

このケースの事後確率を計算すると、一三・一パーセントという答えが出ます。この場合の「確率」は、陰性という結果が正しいケースですから、これでは、本当にその患者さんが陰性であるという確率はかなり低い。

言い換えるならば、この患者さんが本当は陽性である確率は、一〇〇マイナス一三・一イコール八六・九ということですね。

つまり、事前確率が六〇パーセントであるとき、陰性と判定された人の約八七パーセントが本当は陽性であるわけです。事前確率が高いときには陰性という結果はアテにならないと考えておいたほうが安全でしょう。

念のためくり返しておくと、事前確率というのは見積もりです。「ここ一ヵ月で神戸市には一人しか感染者が出ていない」とか「この患者さんには発熱と咳がある」といった事実をもとに「事前確率はこれくらいだろう」という見積もりをするわけです。

つまり、そこには人間の主観が入る。ですから、その結果である「尤度」（判断のもっともらしさ）も主観が左右します。ＰＣＲの感度／特異度というのは「だいたいこれくらいだろう」という見積もりにすぎません。その感度／特異度から算出するのが尤度なのですから、尤度にも主観が入るわけです。

なおかつ、事前確率をいくら高めても、事後確率はなかなか一〇〇パーセントにはなりません。つまり、ベイズの定理を用いたからといって、一〇〇パーセント正しい結論を導き出せるわけではない。これがベイズの定理の理解されづらいところで、真実に近づくプロセスに主観が入ることが理解できない人、納得できない人は少なからずいます。前にもお話ししましたが、その当時、最も優れた統計学者であったロナルド・フィッシャーも「ベイズの定理に納得できない」と公言した、その一人でした。

ですから、今ここで僕が「さあ納得してください」と言ったところで、納得できない人はたくさんいるはずです。直感的に「何かおかしい」と思う人もいるでしょう。その気持ちは僕にも分かります。

しかし、われわれはまだ感染症や病気というものを、本当の意味で原理的に摑《つか》み取れてはいません。摑み取ろうとはしているけれども、摑み取れていない。そうした状況において、ベイズの定理は実に有用です。

経験的に言っても、事前確率を見積もらずに機械的に検査を運用すると、その検査全体が失敗してしまいます。そうした事実がなぜ起きるかを明らかにしている点で、ベイズの定理は重要な概念なのです。

なお、ベイズの定理にご興味のある方は日本語で書かれた本がいくつも出ています。どれも簡単に分かるとまでは言えませんが、ぜひチャレンジしてみてください。

患者の言葉は検査より重い

真実に近づくためのツールには、「平均への回帰」という統計学的法則があります。

こちらはどういうものなのか、具体例を挙げて説明してみましょう。

発熱と咳が続いている患者さんがいます。事前確率は低いけれども、新型コロナらしき症状が出ているので、ＰＣＲをしました。結果は陽性でした。つまり「この人は新型コロナの感染者です」という検査結果が出た。こういうケースでは、もう一回検査をします。ベイズの定理からすると、この人が本当に陽性かどうか疑わしいからです。でも、二回目も陽性であれば、それ以上は疑いません。陽性の患者さんとして扱います。しかし、二回目が陰性になった場合は「陰性が正しい」と判断します。

読売ジャイアンツの二選手に「微陽性」が出たケースを先ほど紹介しましたが、あのケースでは事前確率が低く、一回目が陽性、二回目が陰性でした。彼らはその後、発症していません。チーム内に感染が広がることもありませんでした。結果として「二回目の検査のほうが正しかった」と推定できます。逆もまた真なりで、事前確率が高いときに「一回目が陰性で、二回目が陽性」なら、「陽性が正しい」と、僕たち医者は判断します。二回の観測結果が得られたとき、一回目よりも二回目のほうが平均に近い――という統計学的現象があって、これが平均への回帰です。これは頻度的に平均値の近くに事象が起きやすく、平均値から外れれば外れるほど起こりにくくなる（多くの場合は正規分布、この場合はベルヌーイ分布に従う可能性が高い）からです。

つまり「その患者さんはどういう患者さんなのか」という医者の見立てが、ここでもやはり最重要ファクターになるわけです。別の言い方をすれば、検査結果よりも患者さんの言葉から推定した事前確率のほうが重い場合すらあるのです。

もちろん、だからと言って。ＰＣＲ検査の能力は現状通りでいいと言っているわけではありません。

事前確率が高い人がワッと増えたときには、ＰＣＲを増やさなければなりません。その備えとして、検査体制のキャパシティをあらかじめ拡大しておく必要もあります。
しかし、たとえば一日に一〇万件のPCRを実施できる体制を作ったからといって、毎日一〇万人の検査をする必要はまったくないのです。

一日に一〇万人の検査ができる。だから毎日、一〇万人の検査を実施する。それはいわば、火事が起きていないのに火災報知器を鳴らすようなものです。消防隊がすばやく火災に対応できるよう、火災報知器をたくさん設置するのは間違いではありません。しかし、「火災報知器があるから」という理由で毎日それを鳴らせば、消防隊員たちがムダに疲れるだけです。

新型コロナとPCRの関係もこれと同じです。検査の必要があると判断された人が一人もいないのなら、PCRもゼロでなければいけません（日本においては二〇二〇年十月に至るまで市町村レベルでは、新型コロナ感染者の存在がゼロか、それに近い状態であり続けている地域が多いことを忘れてはいけません）。事前確率ゼロ、あるいはほぼゼロの人に検査をすれば、保健所職員も検査技師さんもムダな労力を奪われます。検査キットや防護具がムダに消費されます。場合によっては偽陽性という結果が出て、救急隊員や医者や看護師さんが、必要のない仕事を抱えることになります。

しかし現実には、「一人でも多くの人がＰＣＲを受けるべきだ」ということを言う医者がいます。「ＰＣＲの陽性／陰性は科学の問題ではない。気持ちの問題なんだ」なんてことを言う医者もいます。医者が科学性を放棄して検査に走ってしまうのは大問題なんですけどね。

抗原検査と抗体検査

まず抗原検査ですが、これは「その人が現在感染しているかどうか」を調べる検査です。抗原というのは人間の免疫機構が反応するターゲットとなる物質で、多くの場合は後述する抗体と結合します。コロナに関して言えば、コロナウイルスの表面にある物質（この場合はタンパク質）を「抗原」と呼んでいます。要するに抗原があるということは、コロナウイルスがいることを示唆する（ただし、決定はしない……後述）のです。抗原検査の結果は、およそ三〇分で出ます。特に定性検査の場合は特別な機器を使う必要もありません。しかし、ＰＣＲよりも感度が低いという問題点があります。ＰＣＲは感度が低い検査ですが、それよりもさらに感度が低い。

ですから、僕が勤務している神戸大学病院ではほとんど使っていません。抗原検査は一〇二〇年五月に保険適用となって、実用化されています。ただ、使い方は結構難しいです。僕自身はほとんど使いません。

厚生労働省は「抗原検査が陰性かつ発症後二日目以降、九日以内の場合は新型コロナ感染がないと判断してよい」と述べていますが、これは非科学的なコメントで、端的に言って間違いです。同様に「陽性ならばコロナと判断してよい」とも述べていますが、これも間違いで、他のコロナウイルスと交叉《こうさ》反応をしたり、の偽陽性問題が後を絶ちません。

検査方法としてはＰＣＲよりずっと簡便ですから、感染者が爆発的に増えている状況では威力を発揮するだろうと思います。事前確率が高ければ、陽性のときだけはそれなりに信用できる。ただし、陰性の場合はＰＣＲ同様、除外はできません。

次に抗体検査ですが、こちらは「その人が過去に感染していたかどうか」を調べる検査です。したがって、患者さんのケアにはまったく役に立ちません。しかし、集団の感染状況を知るためのデータとしては有効だと思います。

すでに日本では、いくつかの大規模な抗体検査が行なわれています。研究によってさまざまですが、陽性率は一パーセント未満のものが多かった。ほぼ一貫していたのは、抗体検査が示唆した新型コロナに感染していた人は、ＰＣＲで見つかった感染者よりもずっと多かったという点です。ＰＣＲ検査体制の不備のために、多くの感染者が見逃されていたのでしょう。

一方、一部の人が主張しているように「日本人の多くはすでに感染している」とか「すでに集団免疫ができている」なんてこともなかったであろうことも、抗体検査は示唆しています。

二〇二〇年四月上旬に東京で感染者がワッと増えたとき、さまざまな悲観的な意見が出ました。「コロナはすでに日本中に蔓延《まんえん》している」とか「感染者は町にウヨウヨしている」とか「人とすれ違っただけでも危ない」などと発信した人たちがいました。でも、実際にはそんなことはなかったのですね。世界的に見てもコロナに感染していない人のほうがずっと多数派ですし、日本もその例外ではありません（二〇二〇年十月時点）。

ですから、四月上旬の日本では新型コロナは蔓延していませんでした。現在でもそうです。感染者は町にウヨウヨしていなかった。「人とすれ違っただけで危ない」という形でコロナを恐れるのは、やりすぎだったわけです。一方、「ＰＣＲで陽性になった人だけが感染者だ」という見解もやはり間違いです。

つまり、「町は感染者だらけだ」という過度な悲観、「ＰＣＲで陽性になった人だけが感染者だ」という過度な楽観。コロナ問題は人を極端にします。過度な悲観主義、過度な楽観主義に走りがちです。しかし、悲観主義にも楽観主義にも陥ることなく現実を見据えるのが大事なのですね。

抗体検査は、ＰＣＲ検査が普及していなかった感染早期の日本においてはそれなりに有用なツールでした。しかし、抗体検査も偽陽性、偽陰性のリスクがあります。もう一つ、実は抗体というのは、数ヵ月すると減少してしまうことが多く、時間が経てば抗体を持っていた人も陰性になってしまうのです。よって、流行後半年以上経った現在においては、抗体検査の効用は極めて限定的で、「ほとんどない」と言ってもよいと思います。

新型コロナに感染すると、抗体が出来るのかどうか。これは本稿執筆時点では不明です。抗体が出来たら、免疫が出来るのかどうか。これも今のところ分かっていません。おそらく、抗体が出来ても長期間に及ぶ免疫が出来ず、再感染する人もいると思います。つまり、抗体検査が陽性だったとしても、「今後、あなたは新型コロナに感染しませんよ」という保証にはならないのです。

「自分は過去、新型コロナに感染したのだろうか？」

そんな疑問、不安は誰の心にもあるでしょう。しかし、抗体検査を受けて結果が陽性だったとしても、それは身の安全を保証するものではないと、いま一度念を押しておきます。

知覚できない存在

今さら言うまでもないことですが、ウイルスは目に見えません。手で触っても知覚できないし、口に入ったからといって味を感じることもありません。ウイルスには何の匂いもなく、音を発することもない。人間の五感ではウイルスを感知できないわけです。

しかも体内にウイルスが入ったとしても、発症するとはかぎりません。

さらに発症したからといって、それを本人が自覚するともかぎりません。

自分の体の中にウイルスはいるのか、いないのか。それは医学的な検査で判定することができます。しかし、ここまで延々と書いてきたとおり、検査には限界があります。「この人は感染しているかどうか」という医者の見立ても、時には間違えます。これが感染症の分かりにくいところです。

たとえばPCRひとつをとっても、その説明には結構な時間を費やさなければなりません。言葉を尽くし、あれこれ具体例を挙げながら説明しても、理解してもらえないことはよくあります。納得してもらえないこともよくあります。なおかつ新型コロナウイルスは、人類が初めて対峙するウイルスです。分かっていることは少なく、分からないことは圧倒的に多い。決定的なワクチンも、決定的な治療薬も、今のところありません。

感染症という概念が分かりにくい上に、新型コロナウイルスの特性もよく分かっていないわけです。だからこそ過剰に恐がる人がいるのでしょうし、アメリカのトランプ大統領やブラジルのボルソナロ大統領のように「新型コロナはちょっとした風邪」などと過剰に軽視する人もいるのでしょう。

大切なのは、正しく恐れることです。

何が事実なのか。何がデタラメなのか。事実である可能性が高いのはどんなことで、事実である可能性が低いのはどんなことなのか。まったく分からないことは何なのか。

そうした線引きをもとに行動を決めていくのが「正しく恐れること」です。その具体的なあり方については、次章でお話ししていきたいと思います。

i　Woloshin S, Patel N, Kesselheim AS. "False Negative Tests for SARS-CoV-2 Infection ? Challenges and Implications." The New England Journal of Medicine. 2020 Jun 5;0(0):null.

ii　同右

第四章　では、どうやって身を守るべきか？

最も単純な感染対策

感染症という概念は分かりにくい。

前章ではそんなお話をしました。

しかし、感染を防御する方法はわりとシンプルです。あらゆる感染症には感染経路があって、その感染経路を遮断すればいい。エボラでも、エイズでも、インフルエンザでも、あるいは新型コロナのような未知のウイルスであっても、それは同じです。それが「正しく恐れること」の第一歩です。個人にできる最も単純な感染経路の遮断は、なるべく外出をしないことです。

一歩も外に出ず生きていくことはできませんが、人との接触を減らすことは、それぞれの生活の中でできます。人との接触を減らせば減らすほど、感染リスクは減らせます。ですから、テレワークで仕事に支障がない人なら、ぜひともテレワークをするべきです。

「上司は出勤しているのだから、自分だけ家にいるわけにはいかない」

そんなことを言う人がわりとたくさんいますが、そうした気配りは非常時にはリスクになります。「上司に合わせる」とか「同僚に合わせる」という理由だけで出勤して、たとえば満員電車で新型コロナをうつされてしまえば、上司や同僚だって感染するかもしれないのですから。

大事なのは、「仕事ができるか、できないか」です。「まわりに合わせるかどうか」ではありません。「みんなが出勤しているのに、アイツだけ家で仕事をしているのはおかしい」などという同調圧力に屈しないこともまた、感染経路の遮断であるわけです。

人によっては、あるいは職場によっては、それは簡単ではないかもしれません。「自分だけがテレワークなんて、とても無理」という声は、よく耳にします。しかし、そこで思考を止めるべきではありません。できない理由を見つけたからといって、考えるのをやめてはいけない。できない理由は、乗り越えるべきハードルです。

どうしても出勤しなければならないのなら、午前中は自宅で仕事をして、電車の空いている時間帯に通勤するとか、せめて一日おきに出勤するとか、方法はさまざまあるのではないでしょうか。

いずれにしても、感染が終息するまでは「人と同じ行動」はリスクです。

人と違うことに耐える。人と違うことを許す。組織でも個人でも、この二つを徹底するのが大切です。横並びの発想はいったん捨てなければならない。新型コロナを機に、永久に捨ててしまってもいいと僕は思っています。

リスク回避の優先順位

感染経路の遮断について話を続けます。最も単純な方法は「なるべく外に出ないこと」ですが、職業上、毎日外に出て働かなければならない人はたくさんいます。僕自身もその一人です。外に出る場合は、人と人との距離を二メートル以上に保つのが最も有効です。

ソーシャルディスタンスという言葉がすっかり定着している今、二メートルという距離の根拠は多くの人の知るところでしょうが、念のため説明しておきます。

新型コロナウイルスの感染経路は二つあります。飛沫《ひまつ》感染と接触感染です。まず飛沫感染ですが、飛沫というのは水しぶきのことです。感染者が咳《せき》やクシャミをすると、ウイルスを含んだ水分が拡散します。それを吸い込んだ人が新たに感染する。これが飛沫感染です。最大で飛沫は約二メートル飛びます。二メートル飛んだあとは、重力に従って落下します。たとえば床に付着しているウイルスが「ひゅいーん」と飛び上がって、人間の口に入ってくる——などということは絶対にありません。したがって、人との距離を二メートルで保てば、飛沫感染は防げます。二メートル以上の距離を担保できるのなら、率直に言ってマスクは必要ありません。二メートル以上の距離をどうしても確保できないときはマスクです。

しかし、マスクをしていても感染リスクはあります。リスク回避の優先順位は、

①外出しない。

②外出時は二メートル以上の距離をとる。

③二メートル以上の距離を確保できないときはマスクをする。

です。

くどいようですが、安全が担保できるのは「①外出しない」と「②外出時は二メートル以上の距離をとる」だけです。③は、正直言って気休めです。

距離はきわめて大切で、たとえば「二メートルは無理だけど一メートルの距離はとれる」というのなら、それでもかまいません。一メートルならリスクは半減すると思ってください。人が多い場所に行くときは、とにかく少しでも距離をとる。

マスクは安全を担保するものではありません。「マスクをつけているから」と、人が密集する場所に行くのは、明らかな間違いです。極端な喩え話をすると、それはドライブレコーダーを付ければ安全だと信じて、ブレーキが壊れた車に乗るようなものです。

大事なのはブレーキです。まずはブレーキの故障を直さないといけない。僕はよく「マスクは要るのか、要らないのか」という議論を吹っかけられるのですが、それはいわば

「ドライブレコーダーは要るのか、要らないのか」というのと同じ話です。「ドラレコにはこんなに優れたところがあるんです！」と言われても、「そんなことよりも、あなたはブレーキをなおざりにしていませんか」としか言いようがありません。

誤解のないように言っておくと、僕は何も「マスクをするのが悪い」と言っているわけではありません。マスクをしているという理由で人との距離を二メートル未満に縮めるのは本末転倒だと言っているのです。

引き算の発想で対処する

マスクの問題についてはあとでまた詳しく説明することにして、次に接触感染について説明しておきたいと思います。接触感染とは、感染者の飛沫に触れて起きる感染です。

飛沫がどこかに落ちたあと、その中にいるウイルスはしばらく生き延びます。新型コロナウイルスがどれくらい生きるのか、これはまだハッキリと分かっていませんが、数日は生きると言われています（最長で数週間生きていたというデータもあります）。

飛沫がついた「モノ」に触り、その手で食事をする、目をこする、鼻を触るといったことで、ウイルスはその人の体内に入ります。これが接触感染です。ウイルスが手についただけでは――そこに傷があるといった例外を除けば――感染は起こりません。

ですから、外出先で何かに触ることを極端に恐れる必要はありません。まずは手で口や鼻を触らないように意識する。帰宅したとき、あるいは食事の前などにしっかり手指消毒をする。それが有効かつ現実的な感染経路の遮断です。話は少し逸れますが、緊急事態宣言が出た頃から、透明なビニールのシートをレジに設置するお店が増えました。飲食店の客席にはプラスチックやアクリルなどのついたてが置かれるようにもなりました。

どちらも、とてもいい感染対策です。充分な効果が期待できます。

以前、ある書店の人から「ビニールのシートはどれくらいの時間間隔で消毒すればよいでしょうか」と質問されたことがありますが、消毒する必要はありません。プラスチックやアクリルのついたてでも、やはり消毒はしなくてもよい。これはよく誤解されるのですが、飛沫とは人間から発生するものです。ビニールやプラスチック、あるいはアクリルから飛沫が発生することはありません。そこに付着しているウイルスが突然「ヒュッ」と飛び上がって、人間の口の中に入ってくることも絶対にない。だから消毒をしなくてもよいわけです。せいぜい見た目が汚れてきたら、きれいにすればよい。

ただし、そこに触ってはいけません。たとえばお店のビニールのシートなら、「ここに触らないでください」という張り紙をするなどの注意喚起は必要でしょう。

しかし、「触らないこと」を徹底できるなら、それ以上は何もしなくてもいいのです。

床や壁も同じです。たとえそこに大量のウイルスがいたとしても、床に頬ずりをするとか、壁を舐《な》めたりしないかぎり、ウイルスは体内に入ってきません。したがって、消毒はしなくていい。床や壁を舐める人はまずいませんから、注意喚起をする必要もありません。

新型コロナの感染拡大が始まってから、さまざまな施設で消毒が行なわれるようになりました。もちろんそれは間違いではありませんが、何事にも加減というものがあります。

たとえばスーパーのように日常的に衛生に注意しているところであっても、毎日すべての商品を消毒するとか、レジの小銭をすべて消毒するといった対応は事実上不可能でしょう。無理なことを無理してやることはありません。

そうそう、スーパーのレジ係の方が手袋をしているケースも多いですが、あれもほとんど意味がありません。手袋をしていても、その手袋表面にウイルスが付着していないという保証はないのですから。「やってる感」が醸《かも》し出されているだけです。だから、レジ係の人は頻繁に手指消毒をしてもらうとして、我々客は店を出るときか、帰宅したときに手指消毒をする。ここでも「手」を基本にしたほうが合理的、かつ効果的です。

消毒については、モノではなく「手」を基準に考えると楽になります。先ほども書いたとおり、手にウイルスがついただけでは感染は起こりません。ですから、不特定多数が触るモノに触れたときは、手指を消毒すればいいわけです。「できるかぎりたくさんのモノを消毒する」という足し算をしていくと、キリがありません。そうではなく「何をしなくてすむか」という引き算の発想が、感染対策では大切です。

そのツイートはなぜ「炎上」したのか

ビニールのシートはまさに感染経路の遮断であるわけですが、実は病院のゾーニングではレッドゾーン（感染者がいるエリア）とグリーンゾーン（感染者がいないエリア）の境界には「ビニール」のような物理的な仕切りは、僕らは付けていません。なぜか。

仕切りを作ると、かえって危険だからです。たとえばビニールシートを天井から吊り下げて仕切りを作ったら、レッドゾーンに出入りする人は、そのときにビニールを触ることになります。つまり接触感染のリスクが高くなる。

ゾーニングをするときに「何か仕切りを作ったほうがいいのではないか」という意見が出ることがあります。「レッドゾーンとグリーンゾーンの境界に何もないのは不安です」

と言う人もいます。

しかし、ウイルスはレッドゾーンにいる患者さんからはるばる飛んでくるわけではありません。またN95マスクをしている医療従事者の呼吸や咳から、ウイルスが飛び出すわけでもない。だから仕切りはいらないのです。

「そこに何もないのは不安だ」という心理は分からないではないけれども、そうした不安には耐えなければいけません。大切なのは、事実と科学にもとづいた対策です。不安をやわらげるためには、事実と科学に目を向けなければいけない。形だけの安心は逆効果です。

典型的なのが例のアベノマスクです。布マスクには感染を防ぐ効果はまるでありません。しかし、布マスクをつけたことで安心する人がいます。布マスクが安心材料になって人との距離を縮めてしまったら、完全に逆効果です。「不安はやわらげるけれど効果はない」という習慣は、徹頭徹尾、捨てなければいけません。余談ですが、武漢市で新型コロナ感染が急拡大していた二〇二〇年一月、僕はツイッターにこんな投稿をしました。

「武漢でジョギングはありだと思います」

結果は「炎上」でした。岩田は嘘《うそ》つきだとかインチキだとかさんざんに言われてしまった。でも実際には武漢市における感染拡大がどんなに深刻な状況であったとしても、誰もいない夜道でのジョギングにリスクはありません。感染症学の基本を無視し、直感や雰囲気で感染リスクを断定するのは間違っています。

理由はさっき書いたのと同じです。そこにウイルスがいることと、感染が起こることは同じではないのです。にもかかわらず僕のツイートが炎上してしまったのは、新型コロナは空気感染するものだと誤解している人が多いからだと思います。

まず空気感染とは何かを説明します。ウイルスは空気に溶けて広がっていくわけではありません。あくまでもウイルスとして空中を浮遊する。それを人間が吸い込んだりすると感染します。

話したり、咳をしたりすると口からはたくさんの飛沫が飛びますが、空気感染に関係するのは直径五マイクロメートル（一マイクロメートルは一ミリの一〇〇〇分の一）以下の飛沫（これを「飛沫核」といいます）です。飛沫核はきわめて小さいため、長時間にわたってふわふわと空気中を漂い、同じ閉鎖空間にいる人の呼吸器に直接入ったり、皮膚に付着したのちに呼吸器に入って感染をします。

この飛沫核によって起こるのが空気感染で、その代表格は麻疹《はしか》です。麻疹ウイルスは数十メートル、数百メートルと飛んでいきますから、感染経路の遮断はほぼ不可能です。近くに感染者がいたときは、麻疹ウイルスが自分の体内に入ってくることはまず防げません。したがって麻疹対策はワクチンだけです。

とはいえ、空気感染する病気は数えるほどしかありません。麻疹のほかに、結核と水疱《ぼう》瘡《そう》も空気感染をしますが、一般の方はこの三つだけ覚えておけば充分です。

新型コロナも空気感染はしません。あるのは飛沫感染と接触感染。これは季節性インフルエンザも同じで、「空気感染はしない」という事実を知っておけば、ムダな恐れをなくせるし、ムダな行動もなくせます。

エアロゾルについても多くの議論がなされています。エアロゾルの定義からしてそもそも明確なものはないのですが、ここでは「ある一定の条件下で、比較的長い間、比較的長い距離を漂う飛沫」と考えてみてください。

こういう現象は、ときどきは起きます。実際、コンピューターのシミュレーションでもその発生が確認されています。

が、「起こりうること」と「起きていること」は区別しなければなりません。エアロゾルは、起きうる。が、そうしょっちゅうは起きていません。それは、数々の疫学研究が強く示唆することです。

つまり、エアロゾルがあっちこっちで発生していたら、ソーシャルディスタンスやゾーニングといった基本的な感染対策が容易に破綻してしまうからです。でも、実際にはソーシャルディスタンスで感染リスクは激減しますし、ゾーニングは有効です。エアロゾルは発生しうるがめったに発生してはいないことの証左です。

ちなみに、新型コロナが母子感染をすることはめったにありません。特に、妊娠中のお母さんが感染しても、お腹の中にいる赤ちゃんに感染する、つまり、胎盤を介して感染することはほとんどないと考えられています。

ただし、出産後に感染した母親から子に感染するリスクはあります。これは授乳時の接触感染や飛沫感染という、一般的な感染経路ですね。

それから、妊婦さんが新型コロナに感染し、重症化すれば、お腹の赤ちゃんの死亡リスク（たとえば自然流産のリスク）は上がるかもしれません。やはり、妊婦の感染防御はとても大事なのです。

マスクの防御効果はどれくらいあるのか

次に、マスクについて説明してみたいと思います。複数の分析をまとめ、それを巨大なデータとして活用分析することを「メタ分析」といいます。マスクの防御効果については、メタ分析がすでに出ています。[i] 結論から書くと、医療機関においてはマスクは有効です。上述したメタ分析では、ＭＥＲＳ（中東呼吸器症候群）、ＳＡＲＳ（重症急性呼吸器症候群）、そして新型コロナウイルスについて調べています。つまり新型コロナのみのデータではないわけです。

医療機関内でこれらの感染症にかかるリスクは、マスクによって減らせることが明らかにされています（注釈：ii論文のFigure 4）。

では、一般の社会ではどうか。これは微妙です。まずデータが少ない。このメタ分析では、三つの臨床研究の結果が示されているのみです。いずれもＳＡＲＳに関するデータで、「マスクは一般社会でどれだけ新型コロナに有効か」ということは示されていません。ＳＡＲＳのデータでは、市中でのマスクの防止効果は「ある」と示されています。

具体的には、マスクをした二四四人のうち三七人に感染が見られました（感染者は約一五パーセント）。マスクをしていない四八一人のうち一〇一人に感染が見られました（感染者は約二一パーセント）。つまり、マスクによって感染リスクが六パーセント減っていたわけです。六パーセントという数字を小さいと見る人もいるかもしれませんが、そんなことはありません。マスクをしていない人の二一パーセントが感染する状況というのは、マスクをしていない一〇〇人のうち二一人が感染する状況です。

言うまでもなく、これはきわめて深刻な事態です。そうした事態において、医療機関の負担はできるかぎり小さくしなければなりません。一〇〇人中六人の感染者を減らせるのであれば、絶大な効果だと言えます。

とはいえ、感染をゼロにしたわけでもありません。データをもう一度よく見ると、マスクを着用しても二四四人のうち三七人（一五パーセント）は感染しています。リスクヘッジの手法として、マスクは決定打になっていなかったわけです。

先ほど述べたとおり、これはＳＡＲＳに関するデータです。新型コロナに対してマスクはどれだけ有効かというと、医療機関の「外」では不明です。医療機関の「中」では確かな効果がある。なぜそのような結果になったのか。簡単に言うと、病院内ではデータが集めやすく、対象者を追跡しやすいからです。

それから、病院には感染者がたくさんいます。つまり感染リスクが高い。感染リスクが高ければ高いほどマスクの効果は出やすいし、感染リスクが低い状況下ではマスクの防御効果は示しにくいわけです。

ゴチャゴチャとした話になってしまったので、整理してみましょう。

感染者が少ないコミュニティでは、マスクをしても感染リスクはほとんど減りません。場合によってはまったく減らない。もともと低いリスクをさらに減らすのは難しいからです。感染者が多いコミュニティでは、マスクでリスクを軽減できます。しかし、感染者が爆発的に増えているコミュニティでは、マスクでの防御にはほとんど期待できません。

つまり、マスクによって利益が得られる状況の幅は狭いのです。感染者がほどほど多く、かといって多すぎない、中《ちゅう》くらいの状況下でのみマスクは効果を発揮すると言えます。ちなみに、医療現場で使われるN95マスクは、ウイルスの侵入をほぼ防御できますからコミュニティの全員がN95をつけていれば――理論上は――一〇〇パーセントに近い感染防御ができるでしょう。理論上は、とわざわざ書いたのは、それが現実的ではないからです。

N95はあまりにも密閉性が高いため、まともに呼吸ができません。僕個人の感覚としては、装着していられるのは一時間が限度です。息が苦しくて、とてもそれ以上はつけてはいられません。ようするに、一般の人が日常的に使うことはできないわけです。

新型コロナの感染拡大が始まってから、N95をつけて町を歩いている人をときどき見かけるようになりましたが、僕が見たかぎり正しく装着していた人はまずいません。ほとんどの人は、呼吸を楽にするために隙間を作っている。それでは感染防御はできません。

効果は状況によって変わる

マスクというのは基本的に「飛沫が飛ばないようにする道具」です。

すでに感染している人が他人にうつさないためのツールであって、たとえば布マスクは感染防御には役にも立ちません。しかし、飛沫を飛ばさない効果は期待できます。[ii] 一般に販売されているサージカルマスクの飛沫防止効果はさらに高い。ですから、感染者はサージカルマスクをつけるべきです。どうしてもサージカルマスクが入手できないときは、布マスクを使う。

いずれにしても、症状があるときは外出はいけません。マスクをしていてもダメ。

新型コロナと診断されていなくても、「熱がある」「咳が出る」「体がだるい」といった症状があるときは、自宅で休まなければなりません。その際は、家族などにうつさないためにマスクをつけることです。

一時期のニューヨーク市のように感染者が爆発的に増えていて、誰もが「自分も感染者かもしれない」と疑っている状況でも、家から出ないのがベストです。

どうしても外出をしなければならず、さらに外出先で人との距離が保てないときは、マスクです。たとえ布マスクでも、つけないよりはつけたほうがいい。新型コロナの感染拡大後、ユニバーサルマスキングという概念が提唱されています。[iii] 感染者の中には無症状の人もいるのだから、全員が感染者である前提でみんながマスクをしましょう――というコンセプトです。

ただし、ユニバーサルマスキングの提唱者は「外出時にマスクをつけるのがユニバーサルマスキングである」と主張しているわけではありません。「いわゆる三密が発生する場所や医療機関において、みんながマスクをつけると効果が期待できる」ということを彼らは言っているのです。

「結局マスクはつければいいの？　つけなくてもいいの？」

そんな疑問の声が今でもときどき僕の耳に届きます。

それは「傘は差したほうがいいのか、差さなくてもいいのか」という疑問に似ています。雨が降っていれば差せばいい。小雨程度なら別に差さなくてもいいし、差したってかまいません。台風が来て、暴風雨が吹き荒れているのなら、傘は役に立ちません。そんなときは家にいたほうがいい。晴れていれば傘は差さなくていいけれども、夏の日差しが強いときには日傘を差して歩くとずいぶん涼しい。

どれも当たり前の話です。

状況によって必要性が異なるのはマスクも同じで、たとえば僕個人は勤務先の病院ではマスクをつけています。感染のリスクを減らすためです。しかし自室（教授室）に戻ったらマスクを外します。そこには僕しかいないからです。

ジョギングをするときは、マスクをつけません。ただし、人がまばらな道を走ります。自宅周辺がいつもランナーで混み合うような状況であれば、ジョギングはしません。通常の外出では、マスクはつけません。

以前、町を歩いていて「岩田先生は本当にマスクをつけていないんですね」と声をかけられたことがありますが、もしも今後、町で声をかけられることが増えたらマスクをつけるかもしれません。誰かにいきなり近寄られるのはリスクだからです。人間対策（笑）。

もはや書くまでもないでしょうが、答えは一つではないわけです。前章で書いた検査もそうでした。シングルアンサーはない。感染症という概念を理解する上で、これは決して忘れてはならない前提です。

流行の予兆をどう捉えるか

個々の人たちが感染経路の遮断を心がけることは、きわめて有効な感染対策です。しかし新型コロナの場合、一〇〇パーセントの遮断はなかなかできません。軽症者と無症状者が多いからです。

何の症状もない人たちは、もちろん仕事に行きます。学校に行きます。軽症の人たちのすべてが自宅で休むわけでもありません。だから感染終息の兆しが見えてこないわけです。感染者が減らなければ、流行はいつどこで起きても不思議ではありません。今日は感染者が一人も出ていない地域であっても、一ヵ月後には感染の流行が起きているかもしれないのです。

では、僕たち医者はどうやって流行の始まりを察知すればいいのか。これもやはり患者さんへの聞き取りです。「ちょっと喉が痛い」とか「少し熱がある」という患者さんが病院にやって来たとき、できるだけ詳しく話を聞く。「あなたは最近、出張しましたか」「あなたの家族は、最近出張しましたか」「子どもさんはいつ帰省しましたか」「子どもさんの住んでいる地域はどこですか」といった具合に、細かく聞かなければならないわけです。

その結果、その患者さんの事前確率が高いと判断できたなら、検査です。検査結果が出るまでは隔離です。そしてその人が新型コロナに感染していると診断がついたときは、濃厚接触者を追跡していく。

感染が疑われている人が少ないときは、対策はさほど難しくはありません。とにかく徹底的に追跡し、疑わしい人には検査をして、陽性という結果が出た人は隔離すればいい。

これがうまくいっているかぎりは、感染の流行は防げます。どこかでクラスターが発生しても、規模が小さいうちは濃厚接触者を追いかけていって封じ込めることができます。

しかし、大きなクラスターが同一エリアのあちこちで発生してしまうと、追跡はできなくなります。保健所の職員が無尽蔵にいるわけではありませんから、一〇〇〇人規模、一万人規模でクラスターに属さない感染者が増えてしまうと、後ろから追いかけられなくなってしまうわけです。

そうなったら先回りです。クラスターという事前確率が高い集団を追いかけられなくなったとき、もしくは「まもなくクラスターの追跡は限界を迎える」と判断されたときは、先回りをするしかありません。その地域に暮らしている全員を「事前確率の高い人」と見なして、町のロックダウンという手段をとることになります。

ロックダウンを成功させる要件

ロックダウンとは何か。

その地域への人の出入りを止める。その地域に住んでいる人たちは自宅にとどまる。これがロックダウンです。

生活必需品を買うための外出は認めるとか、医療従事者の出入りは認めるとか、細則はいろいろあります。しかし原則として「その地域に人を入れず、出さない」「その地域に住んでいる人は自宅から出ない」がロックダウンです。

「日本には外出を規制する法律がない。だからロックダウンはできない」

そんなことを言う人がいます。しかしそれは間違いです。法律上、「外出をするな」とか「店は閉めろ」といったことを強制できないのは事実ですが、それは重箱の隅をつく議論で、本質的な問題ではありません。日本でもロックダウンはできます。

「この地域に入らないでください」
「この地域から出ないでください」
「この地域に住んでいる人は外出しないでください」
「罰則はないけれど、協力してください」

国がそう言い続けるのがロックダウンです。

法律上の罰則規定は手段の一つであって、目的ではありません。目的は感染を終息させることです。感染を終息させるという目的において、ロックダウンは最もパワフルな対策です。その効果には絶大なものがあります。

しかし、むやみにやるべきではありません。経済活動や社会活動が止まってしまう、という強い副作用があるからです。

感染が大規模に広がっていて、沈静化の見込みがない。あるいは、感染がさらに拡大する恐れがある。そうしたケースでは、とにかく感染を沈静化させないことには経済活動ができません。経済をいったん止めなければ、経済を元に戻せないわけです。社会活動についても同じことが言えます。そうした事態においては、ロックダウンの副作用は呑み込むしかありません。

日本は南北に長い国でして、感染のクラスターが拡大しても国全体レベルの問題にはなりにくいです。よって、ロックダウンは「名古屋だけ」とか「兵庫県だけ」とか「東京都、神奈川、埼玉、千葉の関東四自治体だけ」のように限定するほうがよいです。「できるだけ狭く」というコンセプトで、副作用を少なくするのです。

実施期間もなるべく短いほうがいいです。感染者をぐっと減らせば……たいてい二週間程度で減るはずですが……さっとロックダウンを解除する。そうすれば経済社会への影響は最小限で済みます。そして、短期間のうちに感染を抑え込むためには、できるかぎり完全に近い形で人の動きを止めなければならない。「狭く強く短く」がロックダウンを成功させる要件です。

緊急事態宣言はどうあるべきだったか

中途半端なロックダウンはダメです。それはロックダウンの長期化を招くだけです。

日本では二〇二〇年二月から三月にかけて、クラスター追跡をしていました。しかし、四月に入ってから「もう追いかけられない」という判断のもと、実質的なロックダウンを目指して緊急事態宣言が発出されました。四月十五日、厚労省クラスター対策班の西浦《にしうら》博《ひろし》先生は「人との接触を八割減らせば、一五日後には感染者は充分に減る」という試算を記者会見で示しました。

しかし、人と人との接触は八割は減らず、感染はだらだらと続きました。一ヵ月で終わる予定だった緊急事態宣言はさらに約一ヵ月延長されました。

ロックダウンの期間が長くなればなるほど、ダメージは大きくなります。「強くて短いロックダウン」の副作用と、「ゆるくて長いロックダウン」の副作用を比べると、後者のほうがずっと大きいわけです。

副作用をなるべく小さくするためには、実施地域を限定する必要もあります。外出自粛を日本全土でやるべきだったのかどうか。これは今後きちんと検証しなければいけないテーマの一つですが、そこまでする必要はなかったと僕は思います。たとえば山陰地方や東北地方までロックダウンの対象にする必要はまったくなかった。

「終わったことを今さら言っても仕方がない」

そう思う人もいるでしょうが、今後また感染が急拡大したときはどういう形でロックダウンを行なうのがベストなのか、規模と期間のシミュレーションはしておくべきでしょう。「終わったこと」を徹底的に検証するのがプロの態度です。もう一つ、反省すべき点として挙げたいのは、政治家のメッセージの出し方です。

安倍首相（当時）は四月七日の記者会見で、「緊急事態宣言はロックダウンではない」と言いました。「交通機関は止めないし、道路も封鎖しない」とも言いました。

これは不要なメッセージだったと思います。「ロックダウンではない」ということが強調されたために、何のための緊急事態宣言なのか、目的が分かりにくくなったからです。

ロックダウンの目的は感染終息です。安倍首相は「これは事実上のロックダウンです」と明言すべきだったし、もっと徹底した外出自粛を呼びかけるべきでした。人と接触しないことが大事だという強いメッセージをくり返し出して、ロックダウンの目的をより明確にするべきだった。

そうはしなかったのは、さまざまな政治的配慮があったからでしょう。しかし、そのために緊急事態宣言が「ゆるく長く」なったのだとすれば、まさに本末転倒です。

ゲートはゆっくり開けなければいけない

感染を抑え込むという目的を達成したら、もちろんロックダウンは解除しなければいけません。しかし、それは段階的であるべきです。それまで固く閉じていたゲートを、いきなり全開にしてはいけない。

ちょっとずつ、おっかなびっくり元に戻していって、感染者が少し増えたら少しゲートを閉じる。ゆっくり開けて、少し閉じる。細かい調整をしながらゲートを開け閉めしていかなければならない。いきなり全開にするのはあまりにも乱暴なやり方です。

しかし、日本では第一波が終息したあとにゲートを全開にしました。そしてそのわずか一ヵ月後に第二波が始まりました。

少なくとも日本においては、政治はしばしば科学に優先されます。専門家の科学的ステートメントよりも、政治家の判断、官僚による政治家への忖度《そんたく》といったことが優先されてしまう。第二波のさなかにＧｏＴｏトラベルキャンペーンが始まったのはその象徴です。

ですから、個々の人たちは自衛をする必要があります。緊急事態宣言が解除されたからといって、いきなり元の生活に戻るべきではありません。それぞれのできる範囲で、少しずつゆっくりと元に戻していかなければならないわけです。

話はいったん逸れますが、緊急事態宣言が発出されていた二〇二〇年四月から五月にかけて、自殺者は前年同期に比べて約一八パーセント減っています。なぜ減ったのか。理由は分かりません。ただの偶然かもしれません。

しかし、それはもしかすると現実世界の残酷な一面を表しているのではないかと、僕には思えます。外出自粛をしているほうが生きやすい人、社会との関わりがないほうが生きやすい人が一定数いるのではないか。僕もどちらかというとそういう人間で、テレワークが増えて精神的にずいぶん楽になりました。

とはいえ――ごくわずかな例外を除けば――外出自粛は誰にとっても苦痛でしかありません。収入が減って困っている人も大勢います。本稿執筆時点でまた自殺が増加しています。特に自殺者の割合で多くなっているのが、非正規雇用で、経済的ダメージが一層大きいと目される若い女性たちです。

二度目のロックダウンなど誰も望んでいないでしょう。二度目のロックダウンを避けるためには、自由気ままな行動は慎むべきです。自粛はもうウンザリだと思うなら、できる範囲で自粛を続けていかなければならない。

新型コロナが終息するまで、われわれはそのジレンマに耐えなければならないわけです。目指すべきは、感染者ゼロです。それは決して簡単なことではありませんが、決定的なワクチン、決定的な治療薬がない以上、「一定数の感染者がいてもかまわない」という判断をするわけにもいきません。

たとえ少数でも感染者を残してしまうと、感染はまた拡大します。それが新型コロナの恐ろしさであり、きわめて厄介な特性で、だから感染者ゼロを目指さなければならないのです。かりに日本全国の感染者をゼロにできたとしても、問題が解決されたわけではありません。流行は世界中で起きているのですから、ある国や地域で感染者をゼロにできたとしても、ウイルスはまたどこかからやって来ます。

東京オリンピックの開催が難しいと言われる最大の理由はそこにあります。だったらどうすればいいのか。シングルアンサーはありません。状況に応じて「相対的に痛みが一番少ない方法」を選択していくしかない。

「みんなの納得」は最適解か

ロックダウンにも外出自粛にも、デメリットがあります。経済を優先する感染対策にもデメリットがあります。欠点にだけ目を向けていれば、結局はどの問題にも対処できませんから、「何が一番マシか」という相対比較をその都度《つど》していくしかないわけです。新型コロナとの戦いは、微調整のくり返しにならざるをえません。どういう感染対策をとるのか。どういう経済対策をとるのか。状況に応じて微調整をくり返しながら、最適解に近づく努力を続けるしかない。

感染を抑えながら、経済へのダメージを最小に抑える。そのためのポイントはおそらく一つではないでしょう。押さえるべき要所は、たぶんいくつもあります。

いくつもあるポイントを押さえながら最適解を求め続けるのは、ゼネラリストの仕事です。全体を俯瞰《ふかん》できる人が「感染対策はこうする」「検査体制はこうする」「景気対策はこうする」「予算はこう配分する」という形で決断をしながら、テクニカルなところでスペシャリストを使い分けていく。

もちろんそれは政治マターです。社会全体をメンテナンスしていくのは政治家の大切な仕事です。しかし残念ながら、日本はここが弱い。恐ろしく弱い。

日本の政治家の多くは「みんなの納得」を目指します。与党だけではなく、野党の政治家もそうです。まずはあちこちで綱引きをして、「このへんなら一番文句が出ないだろう」という形で落としどころを決めるのが日本の政治です。

みんなの納得と最適解は違います。似ているようで、実はまるで違う。

文句が一番少ない結論が必ずしも最適解であるとはかぎりません。反対者が一番多い結論が最適解であるケースもしばしばあります。

もう一つ、日本の政治が抱えている大きな問題は「できている」「できていない」という基準を示さないことです。「何月何日までに全国の感染者を何人以下に減らします」「そのためにこういう対策をします」という形で目標を示さないと、何がうまくいったのか、何がうまくいかなかったのか、明確になりません。そうなると反省はできず、反省ができなければ改善もできません。四月七日の緊急事態宣言で、安倍首相はこう言いました。

「人と人との接触機会を最低七割、極力八割削減することができれば、二週間後には感染者の増加をピークアウトさせ、減少に転じさせることができます」

国のトップが数字と期間を明言したのは、日本感染症史上、初めてのことです。具体的な目標を明らかにすれば、そのプランの成否は誰の目にも明らかになります。数字や期間を示すのは「失敗を直視しながら前に進んでいく」という表明でもあるわけです。

これは大きな一歩だと、あのとき僕は思いました。よりよい新プランは、失敗を認めないかぎりは生まれないからです。

ところが実際に何が起こったかというと、対応の劣化でした。第二波での政府の対応は、第一波のときより明らかに悪くなってしまった。「若者の感染者が多い」「医療体制は逼迫《ひっぱく》していない」「重症者は増えていない」といった理由で、最も大切な感染対策の優先順位を下げてしまった。これは劣化と言うほかありません。

「がんばらない」という感染対策

日本の政治家は「スピード感を持って」というフレーズをよく使います。「急いでやります」とは言わず、「スピード感を持って取り組む」と言うのですから、それは単に急いでいる「感じ」を出したいだけなのでしょう。

多くの政治家は「がんばっていますよ」というアピール、汗をかいて働いていますという雰囲気を作ることには熱心です。こちらは「がんばっている感じ」です。

その政治家ががんばったのかどうか。それは本質的にはどうでもいいことです。不眠不休で働いたからといって、感染拡大を止められなかったのなら、そのがんばりは何の評価にも値しません。唯一大事なのは結果です。がんばりすぎて疲れ果ててしまえば、判断を誤るリスクが高くなりますから、政治家はむしろ「がんばりすぎないこと」を心がけるべきでしょう。それは医療従事者も同じで、コロナ病棟のマネジメントを手伝っていたとき、僕は看護師さんにも医者にも「絶対にがんばりすぎるな」と言い続けました。

医療の世界では、がんばるのは当たり前です。放っておいても、みんながんばる。しかし未知のウイルスに対してその「当たり前」を続けていれば、サスティナブル（持続可能）なケアができなくなる恐れがあります。

やらなくていいことはやらない。できるだけ少ないパワーで、患者さんにケアを提供する。そして自分たちは感染しない。ここをメンテナンスできないと、一週間や二週間ならがんばれるかもしれませんが、三ヵ月とか半年という期間ではがんばれません。

医療従事者が感染すれば、病院はガタガタになってしまいます。それは患者さんにとって最悪の結果ですから、医療従事者は感染しないために全力を尽くさないといけません。そのための「がんばるな」です。ちゃんと休養をとり、睡眠をとり、食事をとり、心身の健康を維持してミス、エラーを回避する。これが院内感染を起こさない、患者さんをちゃんと治す要諦です。

医療機関はそういった結果だけで勝負すべきで、逆に言うと「こんなにがんばっています」とアピールしている病院は危うい。がんばることは手段であって、目的ではありません。がんばりすぎないこと。これは一般のみなさんの感染対策でも必要でしょう。

僕たち医療従事者でも、毎日ひたすら新型コロナのことばかり考えていると、だんだんおかしくなってしまいます。一般のみなさんも、人と人との距離をとるだけでなく、時にはコロナという話題から離れるのも大事です。

今は幸い、家でできることがたくさんありますから、音楽を聴くとか、くだらない動画を見るとか、のんびりする時間を意識して作ったほうがいい。あなたがもしも新型コロナの問題で精神的に疲れ切っているのなら、この本はいったん閉じて、好きな小説なり好きなマンガを読むべきです。

余談ですが、僕の知り合いの医者は第一波のさなか、テレビを見ては怒っていました。

「毎日のようにデタラメなことを言っている医者が出てくる」

「あいつらは感染症の専門家と自称しているけれど、本当の専門家だったら今は忙しくてテレビに出る時間なんてないはずだ」

「あいつは昨日もこんなデタラメを言っていた」

そんな具合に、すごく怒っていました。しかし、彼は毎日テレビを見ているわけです。腹が立つなら見なければいいのに。

何であれ、みずから怒りを醸成する行為は不健全です。そうでなくてもわれわれの周辺は腹の立つことで満ち溢《あふ》れているのですから、わざわざ自分からストレス要因に近づくことはありません。

最悪の未来とは

僕はテレビをほとんど見ません。ですから、誰がどんなことを言っているのかよく分からないのですが、そんな僕の耳にもさまざまな未来予想が聞こえてきます。感染症の専門家ではない人たちまでが「新型コロナは今後こうなる」と、びっくりするほどの断定口調で語っていたりもします。

しかし、未来予想というのはたいていは外れるものです。来年の株価にしても、一週間後の天気にしても、あるいは明日のJリーグの試合にしても、結果を正確に言い当てることはきわめて難しい。

新型コロナ感染症が今後どうなるかという予想も、その例外ではありません。今後の展開を正確に見通せている人は、世界中に一人もいません。しかしそれでも、僕たち感染症の医者は未来予測をやめません。この先どうなるのか。考えうるすべてのシナリオを作って、その一つ一つに対する準備をするためです。

最も望ましい未来は、新型コロナウイルスが地球上から完全に消えてなくなる未来です。しかし、その可能性はほとんどありません。これだけ世界中に広がってしまったのですから、完全に消えることはないでしょう。特に今回の新型コロナウイルスは哺乳類のような、人間以外の動物に感染することが知られています。こういうウイルスは地上からの根絶はかなり困難で、歴史上も事例がありません。

二番目に望ましい未来は、決定的なワクチン、治療薬が開発される未来です。これはどうなるか分かりません。うまくいくかもしれないし、うまくいかないかもしれない。

地球上の大多数の感染症には、ワクチンがありません。たとえばエイズワクチンの研究は一九八〇年代から世界中でずっと続いていますが、いまだに実用化されていません。あまり知られていないのですが、発症を抑える薬は開発されましたが、発症後に有効な治療薬はないのです。

また、季節性インフルエンザにはワクチンがあって、そこそこに発症を抑えるし、そこそこに重症化を抑えます。しかし、どちらも効果は「そこそこ」です。そして、ワクチンは毎年接種しなければいけない。

抗インフルエンザ剤も、飲み薬としてはタミフル、ゾフルーザ、吸入薬としてはリレンザ、イナビルがありますが、それらは症状の改善をせいぜい一日程度早めるだけです。つまり、これらの薬を飲まなかったとしても、治療効果に大差はないということです。

新型コロナはどうなるでしょうか。

エイズのようにワクチンも治療薬もなかなか開発されないかもしれません。季節性インフルエンザのように、ワクチンも治療薬も効果は限定的ということもあるでしょう。

いずれのケースでも、新型コロナウイルスは人類にずっとまとわりついたままになります。それが現状で考えうる最悪のシナリオです。

そのときわれわれは、どうすればいいのか。これから何年、何十年にもわたって我慢しながら暮らしていくのか。新型コロナによる死を「仕方ない」と割り切って、日常生活を取り戻すのか。

どちらがマシな世界なのか、僕にはまだ分かりません。

前者を選ぶのであれば、たとえば演劇のあり方は大きく変わらざるをえないでしょう。落語もコンサートもスポーツ観戦も、新型コロナとは相性が悪い。われわれはこうした問題とどう向き合えばいいのか。やはりシングルアンサーはありません。状況をよく観察しながら、「こちらのほうがマシ」という選択を続けていくしかない。

悲観しすぎも楽観しすぎも危ない

そのような不確かな状況では「Aか、Bか」の二者択一に走らないことが大事です。

悲観しすぎるのもよくないし、楽観しすぎるのもよくない。どちらに行ってもダメです。

たとえば「今日は東京都で一〇〇人の感染者が出ました」というニュースが流れたとき、僕たち感染症医は「東京には少なくとも一〇〇人以上の感染者がいるのだろう」と淡々と受け止めます。見つかったのは氷山の一角であって、実際には二〇〇人、三〇〇人の感染者がいるということです。

それはいいニュースでもあり、悪いニュースでもあります。

もしも東京に三〇〇人の感染者がいるとしても、一四〇〇万人という東京都の人口から見れば、それは微々たる数です。感染が蔓延《まんえん》しているわけではありません。

しかしながら、一〇人とか五〇人というレベルではない感染者がいるのなら、それがさらに一〇〇〇人とか一万人といったレベルに広がっていく余地を残しています。

今日の東京の新規感染者は何人だったのか。その情報だけでは楽観もできなければ悲観もできません。だから僕たち感染症医は、新規感染者数を半分楽観的に、半分悲観的に見つめるわけです。

ところが、少なからぬ人たちはどちらかに行きたがります。悲観的になりすぎたり、楽観的になりすぎたりする。

どちらも正しい態度ではありません。悲観的な想定をして準備をすることは大切ですが、「町には感染者がウヨウヨしている」とか「人とすれ違っただけで感染する」などといった噂話《うわさばなし》を信じてはいけない。

悲観的な情報に接したときは、まずは落ち着いて事実をよく見ることです。行動を起こす前に、立ち止まって考える。一人一人がそうしていれば、たとえばトイレットペーパーの買い占め騒ぎは未然に防げました。

医者であれ、政治家であれ、あるいは一般の個々人であれ、パニックになって得られるものは何もありません。「あのとき僕はパニックになっていたからこそ正しい判断ができたのです」などということは絶対にない。悲観的になりすぎてはいけない、というのはそういうことです。

一日あたりの全国の感染者が一〇〇〇人を超えているのに、旅行に出る。これは楽観的になりすぎです。「新型コロナは軽い風邪のようなものだ」などと信じてしまうのも、過度な楽観です。

悲観しすぎず、楽観しすぎない。そのためには、現実を過不足なく見据えなければいけません。しかし新型コロナの場合、その「現実を見据えること」が簡単ではありません。明らかな誤謬《ごびゅう》を含んだ言説が、少なからず一般化されているからです。「スピード」とは言わず、「スピード感」と言うようなゴマカシも多い。

そこで次章では、新型コロナにまつわる言葉の問題を取り上げてみたいと思います。

i Chu DK, Akl EA, Duda S, Solo K, Yaacoub S, Schünemann HJ, et al. "Physical distancing, face masks, and eye protection to prevent person-to-person transmission of SARS-CoV-2 and COVID-19: a systematic review and meta-analysis." The Lancet[Internet]. 2020 Jun 1[cited 2020 Jun 27];0(0). Available from: https://www.thelancet.com/journals/lancet/article/PIIS0140-6736(20)31142-9/abstract

ii Bae S, Kim M-C, Kim JY, Cha H-H, Lim JS, Jung J, et al. "Effectiveness of Surgical and Cotton Masks in Blocking SARS-CoV-2: A Controlled Comparison in 4 Patients." Annals of Internal Medicine[Internet]. 2020 Apr 6[cited 2020 Jul 7]; Available from: https://www.acpjournals.org/doi/10.7326/M20-1342

iii Klompas M, Morris CA, Sinclair J, Pearson M, Shenoy ES. "Universal Masking in Hospitals in the Covid-19 Era." New England Journal of Medicine. 2020 May 21;382(21):e63.
追加のレター、Klompas M, Morris CA, Shenoy ES. "Universal Masking in the Covid-19 Era." New England Journal of Medicine. 2020 Jun 3;0(0):null.

第五章 「ファクターX」を追い求めるのはやめよう

「安心」は実在しない

感染第二波がやって来てから、「医療体制は逼迫《ひっぱく》していない」という言葉を耳にするようになりました。僕がそのフレーズを初めて聞いたのは、二〇二〇年七月三日だったと思います。

その前日、東京都の新規感染者が二ヵ月ぶりに一日一〇〇人を超えました。それに対して加藤勝信厚労大臣（当時）は「医療提供体制という意味においては、逼迫している状況にはない」と記者会見で述べました。

七月九日、東京都の新規感染者は二二四人でした。二二四人というのは、その時点では過去最高の数字です。しかし、翌日から東京都ではイベントの入場規制が緩和されました。「医療体制は逼迫していないこと」がその理由の一つであると、七月十日の記者会見で菅《すが》義偉《よしひで》官房長官（当時）は述べています。

七月上旬の東京で、医療体制が逼迫していたのかどうか。事実は僕には分かりません。日本の医療状況をすべて把握するだけのデータを持っていないからです。しかし、事実を検証するまでもなく、厚労大臣と官房長官の発言が間違っていることは明らかです。事実、その後、高齢者の感染、重症者の発生が続き、第二波の死亡者は本稿執筆時点で六〇〇人以上になっており、その数はさらに増える可能性が高い。兵庫県にある新型コロナの集中治療室（ＩＣＵ）はほぼ満床になっています（十月十六日）。新型コロナウイルス感染症は呼吸不全が起きてから死亡まで数週間、場合によっては数ヵ月もかかります。ＩＣＵの闘病期間も長く、集中治療は逼迫しやすいのです。そして、それは後になってからやって来る。七月の時点で専門家はすでに予見していたことですが、政治家たちは看過してしまいました。今、ここがよければそれでよい、という安易な発想をしたためです。

感染者が増えていること。医療体制が逼迫してないこと。両者はまったく別の問題です。それはいわば「犯罪は増えているけれど、警察は逼迫していません」と言うようなもので、病院のベッドがどんなにたくさん空いていたとしても、それは国民の安全を何ら保証するものではありません。

新型コロナの流行が始まってから、僕はくり返し「安全・安心というコンセプトは間違っている」と発信してきました。安全と安心は、まったく違います。

安全というのは危険を取り去ること、あるいは危険を低減させることです。「シートベルトをすれば交通事故死のリスクを減らせる」とか「外科手術をすればこの病気は治る」といった具合に、データと科学的根拠に基づいているのが安全です。

安心とは、幻のようなものです。実在はしません。それは「安心したい」という願望にすぎない。新型コロナ対策において、大切なのは安全だけです。安心は無用であるだけでなく、時には有害ですらあります。

たとえばマスクをつけたことで安心して、人との距離について無頓着になってしまったら、その安心は有害です。あるいは「安心したい」という理由だけでPCRを受けるのは、医療資源のムダ使いに他なりません。危機的状況があるときは、むしろ不安を持つべきでしょう。

もちろんパニックになってしまってはいけないけれど、安全が確保されるまでは警戒を解いてはいけない。感染者が増えているときは特に注意が必要で、たとえば「医療体制は逼迫していない」と聞いたからといって、絶対に安心してはいけない。

病院の空きベッドが多いからといって、みなさんの重症化リスクが減るわけではないのです。安心を求める人があまりに多いと、政治家は人気とりのために国民を安心させようとします。根拠のない、空疎な安心を。

布マスクを配ったり、誰でももらえる「感染防止徹底宣言ステッカー」を発行したりするわけです。そうした税金のムダ使いを防ぐためにも、安心を求めないという心構えは広く共有されるべきです。

数字とは主観である

新型コロナのニュースにかぎらず、メディアは「数」を細かく報じます。しかし、その意味が語られることは滅多にありません。たとえば内閣支持率です。「今回の調査では内閣支持率は×パーセントでした」というニュースが定期的に流れますが、たいていの場合、解説はありません。かりに内閣支持率が二ポイント上がったとして、それには何か具体的な理由があるのか。それとも単なる誤差範囲内にすぎないのか。解説をせずに内閣支持率だけをポンと示して終わりにするのは、数字の扱いがあまりに雑だと僕には感じられます。

「新型コロナの新規感染者は、今日は何人でした」

そうした形で数を伝えるニュースは二〇二〇年二月以降、毎日テレビで流れています。しかし、これも解説がセットになっているケースはあまり見かけません。

数字というのは主観です。

たとえば一〇〇〇円のランチは高いのか、安いのか。それを決めるのは、それぞれの人の主観です。かりに東京都で一〇〇人の新規感染者が出たとして、一〇〇人というのは多いのか少ないのかという判断も、主観に左右されます。

ですから、一日の新規感染者数は解説とセットになっていなければ客観的データになりません。それはおおむね期待どおりの結果なのか。期待以上なのか、期待以下なのか。東京都の対策本部は「これから減少に転じる」と見ているのか、「今後さらに増える」と見ているのか。あるいは「どうなるのか、さっぱり分かりません」と言っているのか。

そうした読み解き（インタープリテーション）なしに数だけを報じるのは、「今日はカブトムシを何匹見つけました」という子どもの観察日記とあまり変わりません。

今日は東京で何人の感染者が出たとか、全国で何人の死亡者が出たとか、新型コロナに関するデータは日々いろいろ出てきます。

メディアの仕事は、いろいろあるデータを多角的に見て解説をすることです。「私は文系なのでデータ分析は無理です」とか「私は感染症の専門家ではありませんから、解説はできません」というジャーナリストがもしもいるとしたら、それは職務怠慢というもの。文系だろうが理系だろうが、ジャーナリストは取材対象について深く勉強しなければならないわけですから。

サイドストーリーよりも事実が大事

メディアは数字の扱いが雑だと思う一方で、ニュース原稿には情緒的な文章が多いと、僕には感じられます。これは新聞も雑誌も同じで、雰囲気は伝わるけれども、事実がよく分からない。情緒を伝える言葉は連なっているけれども、文章と文章のつながりがまるでデタラメな記事もよく見かけます。

二〇二〇年七月、永寿総合病院の院長が会見を開いたときも、情緒的な反応がいろいろありました。

「看護師や医者の手記を読んで、彼らのがんばりに心を打たれた」とか、「医療スタッフががんばるのは当たり前で、院内感染を美談にすりかえるな」とか、そんな話題をメディアはしばらく取り上げていました。

しかし、それはサイドストーリーです。メインではありません。

永寿総合病院で起きた院内感染では、入院患者の一〇九人が新型コロナに感染し、そのうち、四三人が亡くなりました。原因はどこにあったのか、問題はどう改善されたのか。着目しなければならないのはそこで、「院長は深く頭を下げた」とか「時折声を震わせ、涙を浮かべた」といったことは些末《さまつ》な話です。

サイドストーリーなんていらない、とまでは言いませんが、メインはあくまで事実です。

事実として一つ挙げておきたいのは、もともと医療機関には院内感染が起きるリスクがある、ということです。感染者を病院に入れるのですから、リスクはどうしても避けられません。リスクをゼロにする一番簡単な方法は、熱や咳《せき》といった症状のある人の受診をすべて断わることです。疑いがある人を一人も受け入れなければ、リスクはゼロにできる。

事実、発熱している患者さんをことごとく断わった病院はたくさんありました。それはある意味、医療の責任放棄です。永寿総合病院は責任を放棄せず、リスクを引き受けたわけで、院内感染が起きたこと自体は責められるべきではありません。ただし、平時からリスクの最小化をプランニングして、綿密な準備をしておく必要はあります。これは新型コロナにかぎらず、すべての感染症にあてはまることです。

それから、かりに院内感染が起こったとしても、それは現場のスタッフの問題ではありません。システムの問題です。院内感染の発生をすぐに察知するシステム、感染拡大を抑えるためのシステムをよく点検して、どこにどんな問題があったのかを明らかにしなければいけないわけです。責任を個人に押しつけ、不備のあるシステムを放置してしまえば、いずれまた似たような形の院内感染が起こります。

院内感染には致し方ない要素があります。「致し方なかった」ではすまないレベルの院内感染もあります。永寿総合病院はそのどちらだったのか。これを明らかにするのはメディアの仕事でしょうが——少なくとも僕が見た範囲では——メディアが力を入れて報じたのは「物語」でした。

「地元有志が『頑張れ、永寿病院』の横断幕を掲げた」とか、「未知のウイルスへの恐怖に、泣きながら防護服を着たスタッフもいた」といった情緒に訴えかける話はクローズアップされたけれども、肝心かなめの事実は今もまだよく分かりません。

奇跡など起きていない

情緒ということで言えば、感染第一波の終わりが見え始めた頃から、「ジャパン・ミラクル」という言葉を目にするようになりました。

日本の感染者・死者が少なかったことに対して、海外の人たちがそのように称賛しているというのです。

どこの国のどんな立場の人が、「ジャパン・ミラクル」と言っているのか。寡聞《かぶん》にして僕は知りませんが、「日本は海外メディアから称賛されている」という発信を、国内に向けてした日本人がいたのは事実でしょう。

しかし、現実には奇跡など起こっていません。感染者や死者が少なかったのは、偶然です。第一波が終息したのは政治家がすぐれていたからではなく、日本のシステムがすぐれていたからでもなく、まして役人がすぐれていたからでもありません。

緊急事態宣言が解除された五月二十五日、安倍首相は記者会見で、「まさに日本モデルの力を示した」と述べました。

結果として、日本モデルがうまくいったのは事実です。

しかし、日本だけがうまくいったのではありません。中国や韓国、台湾、オーストラリア、ニュージーランド、アイスランド、タイ、ベトナムなども、おおむねうまくいきました。

これらの国で「なぜうまくいったのか」という分析は必ず行なわなければなりません。うまくいった理由を科学的に解明しなければ、反省すべき点や改善すべき点は曖昧なままで、結局は何も変わらないからです。同じ理由で、ヨーロッパやアメリカ、南米などでうまくいかなかった理由も詳しく分析する必要があります。

「日本は特別な国だからうまくいった」などという神話は、間違っても作ってはいけません。「日本人は一致団結してがんばった」という物語に変換してしまってもいけない。それは何ら未来に資するものではなく、むしろ後退を招くからです。

未知のウイルスに対するシステムの不備は、今もまだあちこちにあります。「保健所へのFAX連絡はやめました」などは当たり前の話で、たとえば日本版CDCの設立といった抜本的な改革をしなければ、日本はいつまでたっても危機に弱い国のままです。

ファクターXは実在するか？

日本ではなぜ、欧米と比べて新型コロナによる死者が少ないのか。

この問題に対し、京都大学の山中伸弥《やまなかしんや》教授は「必ず理由があるはずだ」と考え、その理由を「ファクターX」と名づけました。山中教授への関心度の高さもあって、ファクターXについての話題はメディアでくり返し取り上げられています。

たとえば「BCG接種が奏功したのではないか」とか「靴を脱ぐ習慣がいいのではないか」といった仮説が取り上げられ、さまざまな人がさまざまな意見を言っているわけです。

僕個人は、日本人にだけあてはまるファクターXは実在しないと考えています。ファクターXを科学的に検討することは、もちろん否定しません。しかし、日本だけに目を向けて検討を加えていくのは、ベストアプローチではないと思います。

かといって、「ファクターXなんかない」という決めつけもよくありません。

「BCG接種を行なっているブラジルでは一五万人以上が新型コロナで亡くなっている。ゆえにBCGはファクターXではない」とか、「オーストラリアやニュージーランドなどの『靴を脱ぐ習慣がない国』でも感染対策がおおむねうまくいっている。ゆえに靴を脱ぐ習慣はファクターXではない」。

そうした、「最初に結論ありき」のアプローチをするのではなく、感染対策がうまくいっている国に共通するファクターを考察していくのが最善の手筋ではないかと、僕には思えるのです。

「なぜ日本だけが」と考えるのではなく、日本を含めた「うまくいっている国々」において一般化できることを一つ一つ検証していくわけです。

その場合、一つのヒントになるのは血栓かもしれません。血栓というのは血の塊《かたまり》のことで、新型コロナウイルスに感染すると血栓が出来やすくなります。血栓によって肺の動静脈の血が流れにくくなれば、酸素交換がうまく行なわれなくなり、呼吸困難に陥ります。

この「血栓の出来やすさ」について、人種によって違いがあるのではないかという仮説があります。アジア人種はコーカソイド（白色人種）やネグロイド（黒色人種）に比べて血栓が出来にくく、だから新型コロナで亡くなる人が少ないのだ——というのが、その仮説の骨子です。

日本人や中国人の静脈血栓のリスクは他人種に比べると低い、ということを示唆する疫学的データはあります。[i] 動脈血栓（脳梗塞や心筋梗塞など）についても、日本における発生頻度は海外のそれより低い傾向にあります。[ii]

ですから「アジア人種の新型コロナ死亡者が少ないのは、『血栓が出来にくい』という人種的特質があるからだ」という仮説には、それなりの説得力があります。

死者が少ない理由は「単純なこと」かもしれない

ただし、それはあくまでも「説得力がある」ということです。決定的なデータはまだありません。

そして——これはきわめて大切な話ですが——かりにアジア人種の死亡リスクが低いことが科学的に証明されたとしても、それはアジア人種の安全を保証するものではありません。それは感染するリスクが「比較的低い」というだけの話であって、アジア人すべてが安全であるとは一言も言っていないからです。

もう一つ、気になるのは、オーストラリアとニュージーランドは白人が多い国であるにもかかわらず、なぜ感染者の率が低いのか。オーストラリアでは国民の八割以上、ニュージーランドでは国民の七割以上がヨーロッパ系ですから、「アジア人種は血栓が出来にくい」という仮説では、両国に死者が少ない理由は説明できません。

これについては「スタート地点が違っていた」ということなのではないかと、僕は考えています。

たとえばフランスでは、二〇一九年十二月にはすでに新型コロナウイルスによる肺炎患者が出ていたことが示唆されています。[iii] おそらくそれは他のヨーロッパ諸国やアメリカ東海岸も同じで、感染が増えていると気づいたときには、すでに大量の感染者が出ていたのではないかと思うのです。

一方、アジアやオセアニアでは感染者がゼロ、またはごく少数の時点から対策をスタートさせています。つまり、欧米に比べて初動が早かった。

新型コロナ対策の要諦は感染者の「数」にあります。数が少ないうちは感染を封じ込めやすく、医療体制が逼迫することもありません。流行が始まる兆候をいかに早く察知できるか。これが感染対策の要諦であるわけです。数さえ少なく抑え込んでいれば、新型コロナはさほどの脅威ではありません。

日本、韓国、タイ、ベトナム、シンガポール、香港、台湾、オーストラリア、ニュージーランドなどで感染対策がうまくいったのは、「中国との距離」というファクターもあるかもしれません。武漢市での流行が明らかになったとき、周辺国の多くの人たちは「自分たちのところにもウイルスが来るかもしれない」という危機感を持ったのではないかと思います。少なくとも日本では春節（二〇二〇年は一月二十五日）の前から、「中国人の入国を制限すべきだ」という声があちこちで上がっていました。

しかし、日本政府は中国からの渡航者を制限しませんでした。中国人観光客は例年どおりにやって来ました。その時点では危機感はたしかに低かった。少なくとも危機は存在しないという楽観論を政府は持っていました。

しかし、二月三日には、新型コロナ感染者を乗せたダイヤモンド・プリンセス号が横浜港に入ってきて、状況は一転します。この時点では国内では感染例がなかったのにもかかわらず、日本では新型コロナ対策が動き始めます。つまり、クルーズ船のおかげで初動が早くなったと言えます。

これに対して、ヨーロッパ諸国や南北アメリカ大陸の国々は、中国から遠く離れています。遠く離れたところで起きている出来事は、おしなべて深刻に受け止められないものです。ですから初動に遅れがありました。

例外はアメリカで、一月三十一日、アメリカ政府は中国からの入国を禁止しました。同時に、公衆衛生上の緊急事態宣言を出しています。もちろんこれはすばやい対応ですが、それがかえってアメリカ国民の「安心」を招いてしまったのかもしれません。

個人的な推測をいろいろ書きましたが、アジア・オセアニアで感染者が少ない理由がもしも「対策を始めたタイミングの違い」なのだとしたら、「流行の予兆をなるべく早く捉える」という当たり前の感染対策がファクターXだった、ということになるわけです。Xと謎めいたネーミングをされていますが、その本質はごくごく常識的なものである可能性は充分にあるのです。

PCRは意図的に抑えていたわけではない

日本の新型コロナ対策がうまくいった理由について、分科会のメンバーである東北大学の押谷《おしたに》仁《ひとし》教授は「森を見て全体像を把握する」戦略が成功したからだと述べています。

森を見て全体像を把握する戦略とは、「感染が大規模化しそうな感染源を正確に把握し、その周辺をケアし、小さな感染はある程度見逃しがあることを許容することで、消耗戦を避けながら、大きな感染拡大の芽を摘む」ことだと、押谷先生は説明しています。

つまり、木というのは個々の患者であり、森とは木の集まったクラスターだということです。森にまではなっていない、個別の患者の治療に足を引っ張られるのは避けるべきだという話です。

そして「検査や診察への抑制的なアクセスはこのウイルスには必要な対策であり、そこを批判するのは、まさに『木を見て森を見ていない』のです」と述べています[iv]。「木を見ず森を見る」戦法は確かに正しいと思います。枝葉末節にこだわって全体を把握しないのは間違ったやり方で、これは押谷先生のおっしゃるとおりです。

とはいえ、事実誤認もあります。感染第一波がやって来たとき、PCRは戦略的に抑えたのではありません。必要な人たちすべてにPCRを実施するキャパシティがなかったのです。

これについては、厚生労働省医務技監の鈴木《すずき》康裕《やすひろ》氏の証言があります。同氏は雑誌『集中』二〇二〇年六月号のインタビューで、二月の段階ではPCRのキャパシティが少なかったことを認めています。厚労省としては、もちろんキャパシティを増やしたかった。しかしダイヤモンド・プリンセス号の対応に忙殺されてしまったため、必要とされていたPCRのキャパシティ・ビルディング、つまり検査体制の強化ができていなかったことも、鈴木氏は認めています。

ようするに、木を見ず森を見る戦法はやりたくてやったのではなく、やむをえずやったことだったわけです。

実は僕は、押谷先生を個人的に存じ上げています。押谷先生は高潔な方であり、立派な疫学者です。一方で、僕は厚労省を問題の多い組織だと見ています。正直なところ、彼らに対しては不信感を持っています（個々の官僚には友人もいて、優れた方もたくさんおいでですから、過度な一般化をしてはいけませんが）。

しかし、押谷先生が高潔な人物であるとか、一部の厚労官僚や指示する政治家たちが胡《う》散《さん》臭《くさ》かったからと言って、それを判断の根拠にしてはいけません。大事なのは人物評価ではなく、ファクトベースの検証です。

しかし事実に目を向けてみると、国内発生がほとんどなかった二〇二〇年二月時点で、ダイヤモンド・プリンセス号の乗員・乗客に一斉検査をすることはできませんでした。検査は五月雨式《さみだれ》にしかできなかった。そのため、検疫隔離中のダイヤモンド・プリンセス号の中でいったい何が起きているのか、判然としない状況が続きました。国内外から強い批判が出たけれども、それでも一斉検査はできませんでした。これはつまり、PCRを増やしたくても増やせなかったからに他なりません。

アカデミズムの原則

もう一つ、押谷先生は四月十八日の日本感染症学会シンポジウムで、日本の検査体制について「現在一日一万三〇〇〇件実施できるキャパシティがあるはずだが、現実は一日四〇〇〇から五〇〇〇件にとどまっている」と述べ、感染拡大実態に照らして検査数が不足しているという認識を示しました。

この発言からも、キャパシティは足りていなかったことが分かります。木を見ず森を見る戦法は、やはり消去法によるやむなしの方法だったのです。

そして感染者が増えた三月下旬以降は、そのやり方も限界にいたりました。押谷先生は「小さな感染はある程度見逃しがあることを許容することで、消耗戦を避けながら、大きな感染拡大の芽を摘む」とインタビュー記事で言っているけれども、三月下旬から四月上旬にかけて、医療現場や保健所で起きていたのは消耗戦そのものでした。

人が足りず、モノが足りず、システムもない中で、少なくとも僕は「もうダメかもしれない」」と何度か絶望しかかりました。

あまり気が進まないのですが、前出の雑誌『外交』における押谷先生の発言を、もう一つ紹介します。検査を抑制するやり方、つまり「森を見て全体像を把握する」やり方がうまくいったのは、日本やアジアの「歴史的・文化的な素地」も関係しているのではないかと押谷先生は述べ、さらにこう続けています。

「日本は奈良時代から繰り返し天然痘などの感染症に苦しめられてきたことが記録されています。その過程で、人々は人知の及ばない強大な力があることを認め、ある程度は受け入れてきたのではないでしょうか。例えば、日本には天然痘を『疱瘡神《ほうそうがみ》』という神として祀《まつ》った神社や寺があります。もちろん悪しき神、疫病神ですが、神として認めている。また、郷土玩具として知られる会津の『赤べこ』の身体には黒い斑点がありますが、それは天然痘を表しているという説があります。『天然痘と共存する』といった、ある種の諦念を含んだ関係が、日本やアジアの社会の中にはあるのではないでしょうか」

感染症と共存するという「諦念」が日本やアジアの社会にある。だから検査を抑制するやり方が受け入れられた。そういう仮説でしょう。しかし、これについても疑問がありま す。

そもそも天然痘と共存するという諦念が、日本にあったとは思えません。そもそも疱瘡神を祀るという行為は、天然痘を恐れるがために生まれたものであるはずです。少なくともそうした信仰が今日まで残っているということは、日本人が天然痘を怖がりはしても、共存しようと考えてはいなかったことの証拠だと思います。僕が知るかぎり、アジアのどこにもそのような文化はありません。

僕の見解が民俗学的に間違っているとしても、日本やアジア諸国が「諦める」という新型コロナ対策をとらなかったのは事実です。中国でも韓国でも、タイでもベトナムでも、徹底的な感染防御体制をもって第一波を克服しようとしました。

新型コロナ対策を「諦めた」のは一時期のイギリス、ブラジル、スウェーデンだけです。周知のとおり、どれも失敗に終わっています。

森を見て全体像を把握するやり方が成功したという話も、日本の歴史と文化が感染対策に寄与したという話も、「物語」です。事実ではありません。

事実は無視してはいけないし、歪曲《わいきょく》をしてもいけません。そして、間違いを間違いだと指摘することは――たとえ相手が人格高潔な押谷先生であったとしても――アカデミズムの鉄則です。

不思議な人選

物語とは「こうだったらいいな」という願望、欲望です。願望、欲望をベースに、たとえば「日本民族は戦争に強い」とか「アメリカと戦っても勝てる」といった物語が作られ、ひどい結末を迎えた歴史が日本にはあります。

誰にも欲望があり、願望があります。しかし、願望、欲望をファクトよりも重視すれば、何をしたところでまず失敗します。場合によっては、取り返しがつかないほどの大失敗になってしまう。ところが現実には、事実を無視した物語があちこちで作られています。政治の世界でも、官僚の世界でも、ジャーナリズムの世界でも、そして残念ながら医学界でも耳に心地いい物語がしばしば作られています。この問題についても個々人でよく注意しなければなりません。

たとえば政府は六月二十三日、新しい有識者会議を立ち上げると発表しました。メンバーは四人。そのうちの一人は山中伸弥教授です。

有識者会議が行なうのは「感染防止対策の効果分析」だそうです。しかし、四人のメンバーの中に感染症の専門家はいませんでした。後に、専門家の入った「有識者会議」も構成されましたが、専門外の著名人、山中先生を入れるあたりはいかにも「物語づくり」「安心の提供」意図だと思います。

この不思議な人選について、僕は一つの疑念を持っています。ファクターXを提唱した山中教授を招いたのは、

「日本人は新型コロナに強い」

という物語を根拠に、経済を最優先する布石ではないか。そう疑っているのです。

ちなみに、有識者会議の設置が発表された翌日、今度は専門家会議を廃止するという発表がありました。その後、分科会が設置されたわけですが、このリニューアルに合理的な理由があるとは思えません。

推測するに、これは脅しでしょう。「言うことを聞かないヤツは追い出す」という脅しであり、「国民の不安になるようなことは言うな」という脅しでもあるだろうと、僕には思えます。少なくとも、多くの専門家はそれを脅しと捉えたはずです。

いずれにしても「日本人はコロナに強い」というのは現時点では物語であって、政府の

方針を正当化する根拠にはならないし、個人の行動を正当化する根拠にもなりません。

科学と政治をごちゃ混ぜにしてはいけない

ここまで僕は、政治家に対して批判的なことをあれこれ書いてきました。しかし、その批判は政治的なものではありません。科学的見地からの批判です。

われわれが対峙《たいじ》しているのは、未知のウイルスです。あらゆる感染対策がうまくいっている国は世界中に一つもないし、すべての対策が失敗している国もありません。ヨーロッパでもアメリカでも、アジアでも日本でも、うまくいっていることと、うまくいっていないことがあるわけです。

これを政治議論に転換するのは間違いです。一つ一つの施策の是非は、イデオロギーと切り離して考えなければいけません。

僕はこれまで、政府のやり方に対して「間違っている」と言ったこともあれば、「正しい」と言ったこともあります。これに対して「岩田には一貫性がない」と批判をされたことがありますが、そのような批判はナンセンスです。

たとえば安倍政権について言えば、安倍政権の感染対策には間違っていたこともあるし、正しかったこともあります。当たり前です。すべての判断を間違える人はいないし、すべての判断が正しい人もいません。「政府を支持するか、しないか」とか「安倍さんが好きか、嫌いか」という物差しでは、感染対策の評価はできません。

ＰＣＲの検査数についても、科学と政治的立場をごちゃ混ぜにした議論がありました。日本と韓国、どちらが正しい方針なのかという議論がそれです。

二〇二〇年二月下旬、韓国で大規模クラスターが発生し、その後、一日に何百人という感染者が出る深刻な状況になりました。しかし、韓国政府はＰＣＲのキャパシティを短期間のうちに拡大し、一日に一万件のＰＣＲを実施できる体制を作りました。同じ時期、日本では検査を抑制しています。

Our World in Data[v] によると、二月二十五日時点で、韓国は人口一〇〇万人あたり毎日一〇〇件近い検査をしています。日本は一〇〇万人あたりだいたい一件。三月になると、日韓の検査数の違いについて「どちらが正しいか」という論争が起こりました。テレビ番組やソーシャルメディアでは「識者」と称される人たちがさまざまなコメントを出していましたが、彼らの中には政治的な意図をほのめかした人、あるいは露骨に表明した人がいました。簡単に言えば「日本はすばらしい国で、韓国はダメな国」という人たちと、「日本はダメで、韓国はすばらしい」という人たちの二派がいたわけです。

ＰＣＲは増やすべきなのか、減らすべきなのか。そんな議論はそもそも不毛です。そこに反日とか反韓という要素が加わったために、議論はムダに激しくなり、事の本質はより分かりにくくなってしまいました。

これは僕があちこちで言ったり書いたりしていることですが、当時も今も、日韓両国の方針に違いはありません。必要に応じて検査をする。日本も韓国もそういう方針で事にあたっていたのです。

二月下旬から三月中旬にかけての韓国では、感染を疑われる人が爆発的に増えていました。だから検査を増やしました。同時期の日本では感染を疑われる人は少なく、だからＰＣＲも少なかったのです。

検査が必要な人がたくさんいれば検査を増やす。少なければ減らす。この方針は、日韓ともに同じだったわけです。日本と韓国だけではありません。数少ない例外をのぞけば、それは全世界に共通する方針です。

韓国のドライブスルー検査に関する誤謬

科学的なテーマについて議論をしているとき、「日本はミラクルを起こした世界唯一の国だ」とか「日本は韓国の足元にも及ばないダメな国だ」といった露骨な発言をする人がいたら、その危うさは簡単に察知できるでしょう。

しかし現実には、そのように分かりやすいケースは稀《まれ》です。「識者」が何か間違ったことを言っても、一般の人たちにはなかなか見抜けません。たとえば日韓のPCRの多寡がいろいろ取り沙汰されていたとき、韓国のドライブスルー検査について、「これはおかしい」と指摘した人がいました。

「韓国のドライブスルー検査を見ていると、医療従事者はずっと同じ防護具(PPE)をつけている。一人検査したら、また新しい防護具に取り替えるべきなのに、そうはしていない。こんなやり方をしていたら、感染はますます広がってしまう」

だいたいそんなことを彼は言っていたのですが、ここには明らかな誤謬《ごびゅう》があります。医療従事者が防護具をつけるのは新型コロナウイルスから身を守るためです。しかし、単に防護具をつけただけでは安全は担保されません。正しく身につけ、正しく脱がないと、感染リスクはかえって高くなってしまうのです。

最も注意しなければならないのは、防護具を脱ぐときです。具体的には、ガウン、マスク、ゴーグル、手袋はすべて「表面」を触らずに脱ぎます。そうしないと手や指にウイルスがついてしまうからです。

しかしこれは技術的にかなり難しい作業で、防護具を正しく脱ぐためには相応の訓練をしなければいけません。専門家の指導のもと、何回も何回も練習しないと「正しく脱ぐ技術」はマスターできないのです。しかも、たとえ正しい訓練を受けた人でも、防護具の着脱はなるべくしないほうがいい。防護具の着脱のミスは可能なかぎり、減らしたほうがいいのです。それには着脱回数を減らすのが確実です。

たくさんの人が押し寄せるドライブスルー検査所で、一人一人の検査のたびに防護具を取り替えるのは、医療従事者が負うリスクをいたずらに高め、防護具をムダに消費する無謀な行ないです。

検査をするとき、医療従事者は患者さんに触りません。したがって、一人を検査するたびに防護具を取り替える必要はありません。患者さんが咳などして飛沫が付着してしまったら、手袋だけ取り替えればいい。ガウンやマスク、ゴーグルにウイルスが付着していたとしても、そこからウイルスが飛び出して、患者さんの口に入ることはありません。

防護具にはどういうリスクが内在しているのか。ウイルスとはいかなる存在なのか。基本的な理解さえあれば、「検査するたびに防護具を取り替えろ」などという意見は出てこないはずですが、現実にはこのような間違った発信は少なからずあります。

情報を受ける側としては、これは困った話です。毎日入ってくる情報の一つ一つが正しいかどうかを吟味していたら、時間がいくらあっても足りません。

僕の場合、新型コロナ関連記事を読んだときは「どんなデータをベースにこの記事が作られたのか」ということを考えます。必要なときは、そのデータが何なのか調べます。事実と向き合うには「引き算」の発想も必要でしょう。ムダな情報になるべく関わらないようにしていれば、必要な情報の吟味により多くの時間を使うことができます。

責任の所在は「コト」にある

僕の場合、新型コロナにまつわる個人攻撃には、原則として目を向けません。そこにはあまり価値がないと考えているからです。新型コロナの問題にかぎらず、責任の所在をヒトに帰属させるのは間違いです。責任はコトに帰属させなければなりません。追及すべきは「何が間違っていたのか」であって、「誰が間違っていたのか」ではないのです。

たとえば病院の院内感染です。その責任を個人に求めると、十中八九、トカゲの尻尾切りになります。「この研修医が悪かった」といった具合に、弱い立場にある誰かにすべての責任が押しつけられてしまうわけです。

前述のとおり、院内感染の原因はシステムにあります。現場のスタッフの誰が悪いとか、悪いのは院長だとか、そういう単純な話ではありません。システムのどこに不備があったのか。そこをよく検証して、二度と同じ失敗が起こらないようにシステムを改善して、個人の責任は問わないということにしなければいけません。

そこの保証を十全にしておかないと、関係者が自己防衛を考えます。事実が隠蔽されたり、責任の押しつけ合いが始まったりして、失敗を未来に活かせません。

ところが多くの日本の組織は、今なお個人に責任を負わせています。メディアも「叩《たた》きやすい人」を積極的に叩く傾向がある。しかし、それでは問題の核心は分かりません。

事実を検証するためには「個人は罰せられない」というルールが必要です。意図的に悪事を働いた人は、もちろん法で裁かれるべきです。しかし、医療現場で起こるたいていの失敗は、悪意にもとづくものではありません。よかれと思ってやったことが、結果的にうまくいかなかったケースがほとんどで、だからこそシステムの問題に落とし込まなければならないのです。

同じことは新型コロナにもあてはまります。しかし残念ながら、現実にはさまざまな個人攻撃がさまざまに行なわれています。二〇二〇年四月十五日、厚労省クラスター対策班の西浦博先生は「行動制限を何もしなければ、最大で四二万人の死者が出る」というシナリオを示しました。そしてその後「西浦は間違っていた」という批判が出ました。

科学的な批判ならおおいに結構です。しかし、僕が見た範囲で言えば、それらの批判の多くは、単なる個人攻撃でした。

そもそも西浦先生は、「こういう条件ではこうなる」というシナリオを示したにすぎません。「日本では四二万人が死ぬ」という予測をしたわけではないのです。「行動制限をまったくとらない」という前提は現実にはありえないのですから、死者が四二万人にならなかったのは当たり前です。前提を無視して「お前は間違っている」と非難するのは、科学的態度とはかけ離れた行ないです。そんなことがまかり通っていたら、誰も予想をしなくなります。

「今後、感染者は増える恐れがあります。しかし減る可能性も否定できません。重症患者については減る可能性がありますが、激増する可能性も否定できません」

こういう言い方で、責任逃れをするようになります。

専門家による予想はあったほうがマシなのか、ないほうがマシなのか。西浦先生がいたほうがマシなのか、いないほうがマシなのか。答えは明らかでしょう。

完全な予想は存在しません。予想を参照しながら、「外れる」という前提でプランを立てていくのが科学的な営みであって、予想が外れたことを批判するのは、数理モデルに対する期待過剰であり、科学者に対する期待過剰です。

使ってはいけない言葉

このところ僕が気にしているのは、断定口調です。

たとえば新型コロナの診察や治療について「これはダメだ」とか「これはいい」とか、あたかもそれを確定している事実として語る人がいます。なおかつ、そういう発言をしているのは社会学者であったり、経済学者であったりします。

僕は以前、脳外科の先生にこんな質問をぶつけてみたことがあります。

「脳腫瘍の手術をするとき、部外者から『その腫瘍はこうやって取ったほうがいいですよ』なんてことを言われますか？」

答えはもちろん「ノー」でした。心臓の専門家に聞いても、肺の専門家に聞いても、たぶん同じ答えが返ってくるでしょう。

しかしなぜだか、感染症の医者は部外者からいろいろなことを言われます。実に不思議な話ですが、ともかく感染症に限っては専門的知識を持っていない部外者が発言してもいいという状況があるようです。そうした現実がある以上、専門家ではない人の断定には慎重であるべきだと思います。少なくとも、額面どおりに受け取ってはいけません。

ですので、テレビや新聞などの各種メディアで、センセーショナルな「意見」を見かけたときには、まずその人は感染症のプロなのか、単に「感染症に詳しい」という形容をされている、実はプロではない人物なのかを確認する必要があります。もしプロならば、そこには傾聴すべき意見があるかもしれません。しかし、それ以外の人の発言は、たとえ相手がノーベル賞受賞者であろうとも、一歩も二歩も引いた目線で受け止めるべきだと思います。

また、これとは逆に、「可能性は否定できない」という、どちらにでも取れる言葉を口にする専門家（またはそう称する人）がいます。これもあちこちで書いたり言ったりしてきたことですが、可能性は否定できないという言葉は、何も言っていないに等しい言葉です。

何事であれ、可能性は否定できません。たとえば宇宙人がいる可能性は否定できません。

明日、突如として太陽が爆発する可能性も否定できません。

冗談はこのくらいにして、もう少し現実的な話をしてみましょう。

「アベノマスク」が新型コロナ感染者を減らす可能性はゼロとは言えません。つまり可能性は否定できない。しかし、この場合、最も重要なのは「可能性は何パーセントか」ということです。〇・一パーセントなのか、五パーセントなのか、一〇パーセントなのか。あるいはゼロなのか。

かりに感染者を一パーセント減らせる見込みがあったとしましょう。

次に考えるべきは、その一パーセントの感染者減は、全世帯に布マスクを配るコストに見合うのかということです。もっと低コストで、もっと可能性の高い方法はないのか。そうしたアプローチをせず、「アベノマスクが感染者を減らす可能性は否定できない」だけで、議論をやめてしまうのは、思考停止というものです。

当然のことながら、医者はそんな言葉を使ってはいけません。ところが実際には、この言葉はしばしば医療現場で使われています。

たとえば「この人が新型コロナに感染している可能性は否定できない」という理由で、患者さんにPCRをする医者がいます。しかし結果が陰性だったとき、彼らは「症状から見て、偽陰性の可能性は否定できないから隔離しよう」とは言いません。こうした医師は検査の正確性を信じ切っているので、「ウイルスはいなかった」という結論に飛びついてしまうのです。

これはまったく科学的ではなく、論理的でもなく、理性的でもありません。「ＰＣＲをやっておきたい」という自分の欲望を満たすために、あるいは「やった感」を出すために、「可能性は否定できない」と言っているだけです。

「入院患者さん全員にＰＣＲをします」とか「妊婦さん全員にＰＣＲをします」と言えば、ちゃんとやっていますというアピールはできるかもしれません。しかし、それはアピール以外の何物でもありません。

考えるのをやめない

意味がない、というフレーズがあります。意味がある、ともよく言われます。僕自身もこの二つの言葉を幾度となく使ってきました。多くの場合、「意味がある／ない」というフレーズは、「価値がある／ない」ということを表しています。

しかし、逆に「価値のあるなし」を語るときは「意味がある」とか「意味がない」と言うべきではないと、僕は考えています。

というのも、価値が完全にゼロであるケースも、価値が一〇〇パーセントあるケースも、そう多くはないからです。問題になるのは「価値はどれくらいあるか」ということです。

PCRについて言うなら、PCRそれ自体には価値があるともないとも言えません。事前確率が高い人にとっては価値が高いし、事前確率が低い人にはあまり価値がないわけです。その中間もあります。「意味がある」とか「意味がない」という言い方で結論を下せるケースは稀にしかありません。「イエスかノーか」の二者択一問題から、「どのくらいか」という程度問題に昇華させることが大事です。後者のほうがレベルが高い質問なのです。

同じことは他のさまざまな事象にもあてはまりますが、とりわけ新型コロナのような未知の存在に対しては、言葉の取り扱いはていねいであるべきです。「安心・安全」とか「可能性は否定できない」という言葉を含んだ思考からは、正しい結論は導き出せません。だから僕は「使うな」と言っているのです。

「意味がない」とか「意味がある」というフレーズも、物事を深く考えるときにはあまり役に立たないと思います。

新型コロナ感染症は、恐ろしい病気です。一部の人たちがこの病気をまったく恐れていないことも、多くの人たちの恐怖を倍増させていると思います。

しかし、どんなに恐いときでも落ち着いてよく考える時間は必要です。目の前に恐怖があるときこそ、思考停止に陥ってはいけません。勇気を持って事実を直視し、論理的思考を続けなければいけません。

論理的思考とは、コンピューターのように頭の回転を速くして情報を処理することではありません。「考えるぞ」と覚悟を決めて、一生懸命に考え続けることです。考えることをやめないことです。安直な答えに飛びつかないことです。

情報とは言葉です。

政治家や官僚、メディアの使う「言葉」に対して考えることをやめなければ、「感染者は増えているが、医療体制は逼迫していない」などと聞いたとき、「安心」をせずにすみます。言葉をよく吟味すること。あらゆる情報を盲信しないこと。これもまた大切な感染対策の一つなのです。

i　Tran HN, Klatsky AL. Lower risk of venous thromboembolism in multiple Asian ethnic groups.

Preventive Medicine Reports. 2019 Mar;13：268.

ii Sekikawa A, Miyamoto Y, Miura K, Nishimura K, Willcox BJ, Masaki KH, et al. "Continuous decline in mortality from coronary heart disease in Japan despite a continuous and marked rise in total cholesterol: Japanese experience after the Seven Countries Study.2 Int J Epidemiol. 2015 Oct 1;44(5):1614?24.

iii Coronavirus: France's first known case 'was in December' BBC News[Internet]. 2020 May 5 [cited 2020 Jun 23]; Available from: https://www.bbc.com/news/world-europe-52526554

iv 雑誌『外交』(vol.61 May/Jun.2020 http://www.gaiko-web.jp/test/wp-content/uploads/2020/06/Vol.61_6-11_Interview_New.pdf

v https://ourworldindata.org/coronavirus-testing

終章　我々を待つ「未来」とは

ワクチン後の世界

本書の終わりに、未来の話をしたいと思います。

僕は臨床医で、患者さんと向き合うことが仕事です。一般に向けて未来予想を発信するのは、臨床医の仕事ではありません。しかし、それでも未来の話をするのは無用な混乱が起きてほしくないからです。

二〇二〇年十月現在、世界中でワクチンの開発が進められています。この先どうなるのか、僕はわかりません。しかしかりにワクチンが開発されたとしても、それは決定打にはならないだろうと考えています。感染を一〇〇パーセント防げるパワフルなワクチンは開発されず、「重症化を三割減らす」とか「発症を半分に減らす」といった比較的マイルドなワクチンになるだろうと思うのです。

もちろんこれは予想ですから、外れるかもしれません。フタを開けてみたら、奇跡的に効くワクチンが開発されるかもしれない。そうなればどんなにすばらしいだろう――とは思いますが、奇跡というのはそう簡単には起こらないものです。

効果はどうあれ、もしもワクチンが開発されたとしたら、確実に起こるであろうことが一つあります。ひとことで言えば、それは「混乱」です。

「とにかく一刻も早く接種したい」

と無我夢中でワクチンに飛びつく人が多数出てくる一方で、

「ワクチンを打つと副作用で死ぬ」

とか、

「ワクチンを打つくらいなら、わざとコロナにかかって自然免疫をつけたほうがいい」

といった陰謀論的な話も出てくるだろうと思うのです。そういう陰謀論めいた喧伝《けんでん》をしている人はすでにいますが、それがさらに増えるでしょう。

「誰を優先するのか」

ということも大きな問題となるでしょう。新型コロナの感染を広げている母体は若者で、重症化リスクが高いのは高齢者です。では、どちらを優先するのか。そういう世代間論争が起こるだろうと思うのです。

子どもの感染リスク・重症化リスクが低いことはすでに明らかになっていますから、子どものワクチン接種を後回しにするのが妥当な判断です。しかしその判断に対して、まず間違いなく激しい批判の声が上がります。どこの国でも同じでしょうが、ことに日本人は子どもを過剰に大事にする傾向があります。

もう一つ、「日本人を優先しろ」という声も上がるだろうとも思います。「在日外国人は後回しにしろ」とか「あいつは日本人のフリをしているが、実は外国籍だ」などといった、聞くに耐えないような声も出てくるかもしれません。デマもたくさん流れるでしょう。

そのような混乱が起きているときこそ、政治家の出番です。科学的知見に基づいた意思決定、国民に向けた明確なメッセージ、そしてリーダーシップが彼らに求められます。

しかし、どうでしょうか。現実をありのままに見るかぎり、それはあまり期待できそうにありません。むしろ「政治家には何も期待できない」という前提で物事を考えておいたほうがよさそうです。

集団免疫とは何か

その場合、まず知っておいてほしいのは、

「ワクチンを接種した人が多ければ多いほど、日本で暮らしている人全体の感染リスクを減らせる」

ということです。

自分が病気にならないためにワクチンを打つ。そういう人が増えれば増えるほど、ワクチンを打っていない人も病気にかかりにくくなるのです。これは「集団免疫」といわれるもので、たとえあなたが後回しにされたとしても、ワクチンを接種した人が増えるのは、あなたにとっていいことなのです。

一人でも多くの人にワクチンを打って、集団免疫を作っていく。そのときに最も大切なのはスピードです。「こういう人が優先的に接種できる」という基準をゆるやかにして、病院に来た人たちに片っ端から打っていくのが最善手で、「誰を優先するのか」という議論を延々と続けたり、接種の手順を厳密にしすぎたあげく、ワクチンの普及が遅れる、などということは絶対にやってはいけません。

二〇〇九年に新型インフルエンザの世界的流行が起きたとき、日本では数百万人の感染者と、約二〇〇人の死者が出ました。

あのとき厚労省は、ワクチン接種について厳密なクライテリア（判断基準）を作りました。そして「この条件を満たす人にワクチンを打ってください」「そうしないと不公平になります」と医療機関に呼びかけました。

その基準が妥当だったかといえば、まったくそんなことはありません。どこがどうおかしいのか、詳しく説明するのも馬鹿馬鹿しいので割愛しますが、僕はそのクライテリアをまるっきり無視しました。

あのとき配布されたワクチンは、あろうことか一つの容器に一八人分が入っていました。容器を開けたら、ワクチンは二十四時間以内に使いきらないといけません。余ったら捨てるしかないわけです。

厚労省が作った厳密な条件を満たす人を選んでいたら、時間内に一八人分を使いきるのは不可能でした。だから僕はクライテリアを無視して、病院に来た人たちに片っ端からワクチンを打ったのです。一人でも多くの人に免疫をつけるために。

二〇〇九年の失敗から、厚労省は何かを学んだのでしょうか。おそらく何も学んでいないと思います。どうしてかというと、何の反省もしなかったからです。反省がなければ、改善がなされるはずがありません。

おそらく厚労省は、新型コロナワクチンについても厳密な基準を作るでしょう。あまりにも長くて、現実には運用できないような基準を作る。そしてそのために、ワクチンの普及は遅れ、接種率は下がるでしょう。

多くの病院や保健所は、厚労省が決めた方針を一言一句、忠実に守ろうとします。そうしないと、あとで徹底的にいじめられるからです。

新型コロナ第一波のとき、感染者数の報告は遅れ、PCRは効率よく回せませんでした。その原因の多くは、病院や保健所が「厚労省の厳密な方針」に縛られていたことにあります。しかし、非常時には「雑」でいいのです。

これは僕がどんなに一生懸命に訴えたところで、それぞれの医療機関の判断になりますが、すべての医療従事者の目的は「患者さんを救うこと」です。そのための手段の一つが「厚労省の方針」です。新型コロナワクチンの開発後、どのような混乱がやって来るにしても、そこの主客転倒だけはしてはいけません。

インフルエンザもコロナも対策は同じ

新型コロナの未来予測について、季節性インフルエンザと流行が重なってしまうことが心配されています。

この本が出る頃には状況が明確になっていることでしょうが、結論から言えば、一般のみなさんがやることはシンプルです。インフルエンザ対策と新型コロナ対策はほぼ同じですから、今までどおりのコロナ対策を続けていれば、それがそのままインフルエンザ対策になります。

具体的には、「症状がある人は家にいる」「人との距離を二メートル以上に保つ」「距離を保てないときはマスクをつける」といったことです。インフルエンザ対策を一生懸命にやったために新型コロナが大暴れする――などということは起こりません。

実際、二〇二〇年はインフルエンザの患者さんが大幅に減っています。二〇一九年／二〇二〇年シーズンのインフルエンザ感染者は推計で約七三〇万人です。前年（二〇一八年／二〇一九年シーズン）は一二〇〇万人を超える感染者がいましたから、約四割も減ったわけです。インフルエンザだけでなく、風邪の患者さんも大幅に減りました。風邪をこじらせて肺炎になった患者さんも大幅に減っています。

インフルエンザ対策とコロナ対策の違いはただ一つ、ワクチンです。インフルエンザにはワクチンがありますから、流行期が近づいてきたらぜひともワクチンを接種してください。

「インフルエンザワクチンには、当たり年と外れ年がある」

そんなことがよく言われます。

ワクチンを打ってもインフルエンザになる人がいるのは事実です。しかし、一九九〇年から二〇〇〇年にかけての一〇年間、アメリカで行なわれた調査によれば、インフルエンザワクチンを接種した高齢者は、接種しなかった高齢者と比べて死亡率が低かったことが明らかにされています。

しかし、その一〇年のうち、「ワクチンを打っていない高齢者のほうが死亡率が低かった」という年は、一年もありません。この事実が示すことは、インフルエンザワクチンに「外れ年」は（めったに）ないということです。

新型コロナとインフルエンザが同時流行した場合、われわれ医療従事者の側も、やることはシンプルです。

ざっくり言えば、インフルエンザであれ新型コロナであれ、若くて元気な人には「家に帰ってゆっくり寝て、リカバーしてください」という対応になります。そういうケースでは「どっちなのか」という区別をする必要はありません。

入院が必要な患者さんについても、やはり初期対応は同じです。検査をして、飛沫《ひまつ》感染予防をして粛々と治療していくだけです。インフルエンザなのか新型コロナなのか、はっきりしないときは両方の検査をしますが、それは特別に困ることではありません。

ただし、患者さんが増えるのは大きな問題です。インフルエンザと新型コロナがダブルパンチで大流行すれば、医療崩壊のリスクが飛躍的に高まります。

ここは一般のみなさんの感染対策、それぞれの医療機関の努力だけではどうにもなりません。新型コロナの問題が解決されないかぎり、われわれは今の医療哲学、今の医療経済を根底から考え直さないといけないのです。

二つの道のどちらを行くか

新型コロナワクチンは開発されたけれど、発症も重症化もゼロにはできず、決定的な治療薬も開発されない。あるいはエイズと同じように、ワクチンも治療薬も開発されないいま何十年もの歳月が過ぎていく——そのような「未来」においては、医療のあり方はドラスティックに変わらざるをえません。

ここ一〇年あまり、日本の医療機関は経済効率を上げることをひたすら追求してきました。ベッドの稼働率をかぎりなく一〇〇パーセントに近づけ、医療従事者はいつも忙しく働いていて、病院は常に患者で溢《あふ》れている状態。これが経済効率のいい医療の姿です。

感染第一波が終わったあと、指定医療機関ではベッドをわざと空けて、コロナ病棟をガラガラにしました。赤字を垂れ流しながらキャパシティを増やし、第二波に備えたのです。第二波が終息したあとも同じことが起こるでしょう。われわれは今、経済効率のいい医療とは一時的に決別しているわけです。

こうした態勢は国の支援がなければ長続きしません。それは金額ベースで「いくら必要だ」という話ではなく、哲学の問題です。

これまでどおり医療を産業のカテゴリーに入れておくのか。それとも消防や警察、国防のカテゴリーに入れるのか。新型コロナと共生する未来がもしもやって来たとき、われわれはこの問題と正面から向き合うことになります。

消防や警察、軍隊では経済効率は優先されません。たとえば消防行政であれば、「経済効率のいい消防」のために消防士や消防車を減らしたりしません。あるいは警察なら「犯罪が減っている」という理由で組織のスリム化が図られることもない。ムダを省く努力はもちろん求められるべきですが、いざというときに迅速に対応できないような「効率化」は本末転倒です。

そうしたカテゴリーに医療を入れることになれば、医療崩壊のリスクは大幅に減らせます。しかしそのかわり、国民一人一人の負担は増える。増税はもちろんあるだろうし、これまでと同じ行政サービスが受けられなくなる恐れもあります。

ニューヨーク市で起きたような医療崩壊に直面したとき、僕たち医者は命の選択をすることになります。

ＩＣＵ（集中治療室）のベッドは埋まっています、人工呼吸器はあと一つしかありません、重症患者が二人やってきました――というときに「人工呼吸器をどちらに使うか」という決断を下さなければならないわけです。

そうした悲劇が起こることを受け入れて、現状を維持するのか。国民の負担を増やして、医療のキャパシティを増やすのか。どちらも茨《いばら》の道です。

もちろんこれは悪い未来の具体像であって、僕の予想はまるっきり外れるかもしれません。しかし新型コロナが今後どうなろうとも、「効率のいい医療」をそのままにしておくことはできないと、僕は思うのです。

死者の相対化が孕む危うさ

この原稿を書いている二〇二〇年十月十日現在、日本では新型コロナによって一六四一人の方々が亡くなっています。

この死者数についてはさまざまな見方があって、たとえば、

「日本では季節性インフルエンザで毎年一万人が死んでいる。それに比べれば新型コロナ

の死者など微々たるものだ」

という意見があります。

数字の比較だけすれば、がんで亡くなる人、心筋梗塞で亡くなる人、あるいは交通事故で亡くなる人のほうがずっと多いのに、なぜ新型コロナだけが特別に扱われるのか。そんな疑問を持つ人は少なからずいるでしょう。

一六四一という数字について、もう少し考えてみます。

日本では毎年、約一〇〇万人が亡くなっています。その一〇〇万のうちの一六四一は、われわれ医療従事者にとって受け入れがたい数字なのか、受け入れられる数字なのか。冷たく聞こえるかもしれません。しかし、僕個人は、受け入れられると考えています。なぜならば、これが受け入れがたい数字であれば、たとえば心筋梗塞やくも膜下出血で亡くなっている、もっと多くの人たちはまったく浮かばれないということになってしまいます。死をもたらす病気の中で、新型コロナのリスクだけを回避すればいいということでもありません。

死は誰にでも平等に訪れます。終わりのない命はありません。ですから、問題になるのは「どのように死ぬか」ということでしょう。いかに自分が納得できるか。あるいは、いかに家族が納得できるか。そこが大事になるわけです。

おそらく、新型コロナによる死はたいていの人にとって納得できないものです。目に見えないウイルス、しかも、どこで感染したか分からないウイルスによって死なねばならない、というのは納得しがたいことだと思います。

一方で、僕個人はどのような死も同じだと考えています。がんで死んでも、交通事故で死んでも、あるいは新型コロナで死んでも、さほどの違いはないと思っているのです。死をどう捉えるかというのは感情の問題ですから、答えは人それぞれです。一般解はありません。

しかしながら、一六四一人という新型コロナの死者数を、取るに足らないものだと捉えるのも明白な間違いだと思います。

たとえば一九八五年の日航機墜落事故では、五二〇人の方々が亡くなりました。一九九五年の地下鉄サリン事件で亡くなった方は一四人です。二〇一六年に相模原市の障害者施設で起きた殺人事件では、一九人の方が命を奪われました。いずれも、死者の数だけで片付けていい出来事ではありません。

日本における新型コロナの死者は、南北アメリカ諸国、ヨーロッパ諸国に比べればずっと少ない。がんやインフルエンザの年間死者数よりもはるかに少ない。

こうした客観的事実を根拠に、「一六四一人の死なんて些末《さまつ》なことだ」と考えるのは短絡的であるだけでなく、危険でさえあります。ある問題の意味を死者の数だけで測るのであれば、ジェノサイドや戦争でさえも容易に正当化されうるからです。

「新型コロナの死者は全世界で一〇〇万人を超えている。それに比べれば一万人なんてたいした数ではない」

そのような相対化は何事に対しても悪用できます。新型コロナの死者が今後うまく抑え込めるにしても、あるいはさらに拡大してしまうにしても、亡くなった人たちの数は他の何物とも比べられるものではありません。

そのことを強調して、本書を終わらせていただきたく思います。

i　Nichol et al.NEJM 2007

編集協力　布川剛
図版作成　タナカデザイン

岩田健太郎《いわたけんたろう》

医師。神戸大学医学研究科感染症内科教授。一九七一年、島根県生まれ。島根医科大学（現・島根大学）卒業。沖縄県立中部病院研修医、セントルークス・ルーズベルト病院内科研修医を経て、ベス・イスラエル・メディカルセンター感染症フェローとなる。〇三年に中国へ渡りインターナショナルSOS北京クリニックで勤務。〇四年、帰国。〇八年より神戸大学。『「感染症パニック」を防げ！』『ワクチンは怖くない』（ともに光文社新書）、『感染症医が教える性の話』（ちくまプリマー新書）、『インフルエンザ　なぜ毎年流行するのか』（ベスト新書）など著書多数。

インターナショナル新書〇六一

僕《ぼく》が「PCR《ピーシーアール》」原理主義《げんりしゅぎ》に反対《はんたい》する理由《りゆう》
幻想《げんそう》と欲望《よくぼう》のコロナウイルス

二〇二〇年一二月一二日　第一刷発行

著者　岩田健太郎《いわたけんたろう》
発行者　岩瀬　朗
発行所　株式会社 集英社インターナショナル
〒一〇一-〇〇六四 東京都千代田区神田猿楽町一-五-一八
電話 〇三-五二一一-二六三〇
発売所　株式会社 集英社
〒一〇一-八〇五〇 東京都千代田区一ツ橋二-五-一〇
電話 〇三-三二三〇-六〇八〇（読者係）
〇三-三二三〇-六三九三（販売部）書店専用
装幀　アルビレオ
印刷所　大日本印刷株式会社
製本所　大日本印刷株式会社

ISBN978-4-7976-8061-4 C0247

インターナショナル新書

051
嘘と孤独とテクノロジー 知の巨人に聞く
吉成真由美（インタビュー・編）

人類が直面する問題の本質についてチョムスキーら5人の叡智にインタビュー。洞察に富む言葉は、未来の展望と現代を生きるヒントを与えてくれる。

052
感染症は実在しない
岩田健太郎

感染症のエキスパートが「木を見て森を見ない」現代医療の問題点を鋭く追求する、哲学的医学論！ ウイルス検査にふりまわされないためにも、今必読の書！

055
「最前線の映画」を読む Vol.2 映画には「動機《ワケ》」がある
町山智浩

面白い映画、すごい映画には必ず作り手の「動機」が隠されている！ それがわかれば映画はもっと面白くなる。大好評シリーズ第2弾！

061
プロデュースの基本
木﨑賢二

沢田研二から、BUMP OF CHICKENまで手がけた名音楽プロデューサーが伝授する、目から鱗、すぐに役立つあらゆる職種に応用自在の仕事術！

162
空間は実在するか
橋元淳一郎

ピタゴラスの定理でシンプルに相対論を理解すれば、空間と時間の不思議に気が付く。空間と時間、生命へと拡がる壮大な思考実験が始まる。